Kolloidales Silber für Anfänger

Das natürliche Antibiotikum, das Entzündungen hemmt und das Immunsystem stärkt.

Jan Müller

Inhaltsverzeichnis

1. Einleitung

Kolloidales Silber ist in aller Munde. Die natürliche Alternative zu Antibiotika und anderen chemischen Keulen. Es handelt sich in der Tat um ein modernes, natürliches "Wundermittel", das sämtliche Einzeller, die gerne licht- und luftarm leben, Bakterien, Pilze, Viren sowie sogenannte Superkeime, abtötet, beziehungsweise an deren Vermehrung hindert.

Die Forschung zeigt, dass es außerdem gegen schwerwiegende Krankheiten wie HIV wirksam ist. Auch gegen Streptokokken der Gruppe A, Gonorrhoe, Salmonella Typhi, Krebs, chronische Müdigkeit, Hefeinfektionen, Infektionen der Nasennebenhöhlen, Zahnfleischerkrankungen und Hunderten von Krankheitserregern sowie weiteren Krankheiten. Weitere positive Ergebnisse bei der Prüfung einer Vielzahl von Keimen zeigen ein immenses Potenzial auf.

Die kolloidalen Partikel diffundieren progressiv im gesamten Blut und bieten eine anhaltende therapeutische Antwort auf eine Vielzahl von Krankheiten.
Tausende von Menschen genießen die Vorteile der Verwendung von kolloidalem Silber.
Kolloidales Silber wird sowohl intern als auch extern verwendet. Es birgt enorme Vorteile, kolloidales Silber auf Wunden anzuwenden, wie beispielsweise Piercings und Hautausschläge wie Akne. Es kann auf Augen und andere empfindliche Schleimhäute ohne Reizung angewendet werden, weil es extrem sanft wirkt.
Für Kleinkinder und Babys ist es ebenso wirksam, wie für Tiere oder schwangere Frauen.

Hier wird neben möglichen Anwendungsgebieten, Dosierungs- und Aufbewahrungsrichtlinien auch aufgezeigt, wie man sehr kostengünstig sein eigenes kolloidales Silber herstellen kann. Entweder per Erwerb eines entsprechenden Gerätes oder indem man sich selbst ein solches baut. Zunächst gilt es jedoch, sich mit der generellen Wirkweise vertraut zu machen und die Grundprinzipien zu beherrschen.

Wie funktioniert kolloidales Silber?

Kolloidales Silber tötet eindringende Mikroben ab, indem es ein Enzym auflöst, das Sauerstoff von primitiven Organismen metabolisiert. Dieser Prozess ist eine elektrochemische Reaktion. Die Zelle kann nicht mehr atmen, erstickt dann und stirbt schließlich ab. Deshalb funktioniert es auf alle Arten von Keimen angewandt einschließlich der neuerdings auftretenden Superkeime. Metallische und chelatisierte Mineralien tragen eine positive Ladung, wobei kolloidale, bioelektrische Mineralien eine negative Ladung tragen.

Eine andere Art und Weise, wie kolloidales Silber das Keimwachstum hemmt, ist, dass die negative Ladung auf den kolloidalen Silberclustern sich mit der positiven Ladung auf dem Erreger verbindet. Dies bewirkt eine Unterbrechung der biologischen Funktion des Organismus, die sich dann nicht fortpflanzen kann.

Was bedeutet das? Zum einen bedeutet das ein großes Glück.
Zu einem sehr günstigen Preis steht ein hochpotenter Keimkiller zur Verfügung, der absolut sicher ist. Es befähigt uns, dauerhaft aus dem Antibiotikakarussell, das so beliebt ist und verstörend oft verschrieben wird, auszusteigen.
Es bedeutet, dass wir eine Wahl haben. Wir haben eine gesunde Alternative.
Mit der richtigen Reinigung, Kräutern und natürlicher Heilung kann jeder krankheitsfrei bleiben - ohne schulmedizinische Symptombekämpfung und ohne ein Vermögen auszugeben. Es besteht Hoffnung.

Auswirkung auf Darmflora & Fauna

Der ehemalige Lehrer für Physik und Chemie, Howard Mitchell aus Virginia, führte vor Kurzem eine Reihe von Experimenten mit kolloidalem Silber durch. Er fand heraus, dass kolloidales Silber keine Wirkung auf Acidophilusbakterien, "gute Bakterien" ausübt.

Mitchell verwendete Konzentrationen, die vierzigmal höher als üblich sind, um gewöhnliche Formen von Bakterien zu zerstören. Dies zeigt, dass auch in großen Dosierungen die Darmflora weiterhin positiv gedeihen wird. In der Tat gibt es Spekulationen, dass die Silberionen die Stimulierung eines kräftigen Wachstums von nützlichen Bakterien unterstützen und somit das Immunsystem stärken. Das sind gute Neuigkeiten, die ein positives Gegengewicht zur Propaganda der Pharmalobby darstellen.

Seltene Nebenwirkungen

Manche Menschen erleben Durchfall, wenn sie zu viel kolloidales Silber zu sich nehmen. Kein Problem, sie dosieren einfach auf eine niedrigere Menge von kolloidalem Silber herunter, bis die Symptome sich normalisieren. Oftmals entsteht Durchfall lediglich durch eine gesunde Heilreaktion, bei der überschüssige Säure oder Giftstoffe verstärkt aus dem Körper ausgeschieden werden.

Außerdem sollte kolloidales Silber nicht zusammen mit intravenöser EDTA-Chelatbildung verwendet werden, da Silber ein Metall ist und EDTA durch Aufnahme und Entfernung von Metallen aus dem Blut wirkt. Aus diesem Grund arbeiten die beiden gegeneinander. Der Beweis scheint die Theorie zu unterstützen, dass kolloidales Silber in hohem Maße gegen alle Stämme von pathogenen Bakterien wirksam ist, während ein einziges Antibiotikum nur gegen einige bestimmte Bakterienstämme wirksam ist. Darüber hinaus sind Antibiotika niemals gegen Viren, Hefe oder Pilze wirksam. Doch Forscher sagen uns, dass Kolloidalsilber zu phänomenalen Ergebnissen bei der Heilung und Rekonstruktion von Gewebe sowie bei der Reduzierung von Narbengewebe in klinischen Tests geführt hat. Schwere Schnittwunden und Wunden sind in viel kürzerer Zeit als üblich verheilt.

Gesunde Heilreaktion und kühlende Wirkung

Im altindischen Heilsystem Ayurveda würde man sagen, dass das kühlende Silber, das Verdauungsfeuer reguliert.

Andere Länder, andere Sitten

Robert O. Becker schreibt in seinem Buch, "The Body Electric":
"Natürlich ist die keimabtötende Wirkung von Silber bekannt. So
verwendeten die Sowjets Silberionen, um recyceltes Wasser an Bord
ihrer Raumstationen zu sterilisieren. Silber tötet sogar
antibiotikaresistente Stämme und wirkt auch gegen Pilzinfektionen."

NASA nutzt Wasserfilter mit Silber

Die NASA wählte ebenso ein silbernes Wasserfiltersystem an Bord
ihrer Space-Shuttles. Mehr als die Hälfte der Fluggesellschaften in der
Welt verwenden silberbasierte Wasserfilter.
Die Japaner sind dabei an der Spitze des kolloidalen Silberbooms.

Japaner wenden Silber intensiv an

Japanische Firmen verwenden Silber, um die Luft zu reinigen, durch
Umwandlung von Kohlenmonoxid in harmloses Kohlendioxid. Sie
verwenden außerdem kolloidales Silber als Ersatz von giftigem Chlor
für die sorgfältige Wäsche von Lebensmitteln. Chlor hat viele
gefährliche Nebenwirkungen, wird jedoch weitgehend akzeptiert und
überall verwendet.
Es ist schön zu sehen, dass jetzt vermehrt Alternativen in Betracht
gezogen und verwendet werden. Ebenfalls in Japan, wo die
Umweltverschmutzung teilweise enorm fortgeschritten ist, ist auch die
Reinigung der selbigen, teilweise besonders fortgeschritten, indem ein
silberner Faden zum Schutz vor den ultravioletten Strahlen der Sonne
in etwas Kleidung eingenäht wird. In Israel geht man so weit, dass
Bandagen mit kolloidalem Silber bei Brandopfern eingesetzt werden,
weil das kolloidale Silber die Heilung und Regeneration fördert. Es
gibt sogar eine Stadt in England, die kolloidales Silber verwendet, um
ihr Stadtwasser zu sterilisieren. Dies alles verdeutlicht anschaulich,
dass die heilsame Wirkung von Silber zweifelsohne allgemeine
Anerkennung findet.

Pflanzen und Tiere in Verbindung mit Silber

Viele Erfahrungsberichte werden mitgeteilt und dokumentieren lebendig die Vorteile, die Menschen für ihre geliebten Haustiere bei der Anwendung von kolloidalem Silber gefunden haben. Augeninfektionen, Schnitte, Abszesse, Magenbeschwerden, Hautausschläge, die Liste kann beliebig fortgeführt werden. Kolloidales Silber wurde bereits verwendet, um erfolgreich Katzen, Hunde, Pferde, Vögel und jede Art von Haustier zu behandeln.

Kolloidales Silber für Katzen, Hunde, Schweine, Pferde, Vögel

Weil kolloidales Silber einfach dem Trinkwasser des Haustiers hinzugefügt werden kann, ist es sehr einfach zu verabreichen. Tiere scheinen es zu mögen.

Dosierung

Generell kann man sagen, Sie können kolloidales Silber nicht wirklich überdosieren.
Die übliche Menge wäre ein Teelöffel pro durchschnittliche Dosis mit Trinkwasser.

Gärtner haben begonnen kolloidales Silber an ihren Pflanzen zu verwenden.
Gute Ergebnisse wurden erzielt mit Kräutern und Gemüse sowie Blumen. Einige berichten von größerem, ansprechendem Gemüse als Folge der Anwendung.
Es ist eine gute Idee, einen Löffel kolloidales Silber in eine Vase mit Schnittblumen zu geben, damit die Blüten länger halten. Es funktioniert tatsächlich!

2. Die Argyria -Kontroverse

Warum also die ganze Negativpresse?
Es gibt Berichte über eine negative Symptomatik von kolloidalem
Silber namens Argyria.

Was ist Argyria?

Eine Verfärbung der Haut verursacht von einer Überdosierung mit
Silbermetall oder der Aufnahme von minderwertigen kolloidalen
Silberlösungen, die insbesondere vor einigen Jahren heftig
proklamiert wurde.

Wie entsteht minderwertiges Silber?

Der Silbermetallstaub wurde in diesen Fällen im Körpergewebe
zurückgehalten und anschließend, nach vielen Jahren, in weniger als
einem Prozent der behandelten Menschen, auf der Haut, als eine
graublaue Farbe manifestiert.
So gibt es Berichte einer Frau im Internet, die die Gefahr von
kolloidalem Silber bewirbt. Sie zeigt definitiv einen bläulichen Farbton
auf ihrer Haut. Sie behauptet, dass ihr Motiv ist, dass andere die
"Gefahr" kennen und somit gewarnt sind.
Dieser Frau im Internet wurde definitiv nicht kolloidales Silber
gegeben, also Silber, das durch Elektrizität hergestellt wurde. Sie
nahm entweder eine Verbindung, von Silbernitrat (was in der Tat ein
gefährliches Gift ist) oder eine Lösung, die durch die Grindmethode
hergestellt wird.
Ohne in die politischen Hintergründe hierzu einzutauchen, kann man
sich fragen: Wer finanziert diese Frau?
Nach Kenneth Feather, einem FDA-Beamten (amerikanische
Gesundheitsbehörde), "es ist wahrscheinlich schockierend für
Menschen, die nicht wissen, dass nahezu eine totale Kontrolle
besteht, die die Pharmaindustrie auf den Informationsfluss von
Medizin ausübt."

Pharmaindustrie kontrolliert Informationsfluss

Man mag sich über diese "medizinische Mafia" wundern.
Denn ist es nicht interessant, dass ein neues Arzneimittel im Fernsehen beworben wird und Nebenwirkungen wie Schwindel, Durchfall, Krämpfe usw. - eine sehr lange Liste aufgeführt wird - und es dennoch von den Gesundheitsbehörden gebilligt und nicht sanktioniert wird?
Worum geht es also? Sie monopolisieren die Gesundheitsindustrie.
Es ist ein Spiel, das sich um Macht und Geld dreht.

Kolloidales Silber ist allgemein zugänglich und nicht zu patentieren

Kolloidales Silber ist allgemein zugänglich und nicht zu patentieren.
Also wirft es wenig Gewinn für große Unternehmen ab. Und dazu kommt: Natürlich lieben die Medien Kontroversen und Sensation.
Die Journalisten, die negative Presse über kolloidales Silber schreiben, haben sicherlich keine direkte Forschung oder Experimente durchgeführt.
Diese negativen Berichte sind nichts anderes als Panikmache. Das kolloidale Silber, das heute über die Elektrolysemethode gewonnen wird, verursacht keine Argyria.

Es gibt keine Silberretention mit kolloidalem Silber

In der Tat passieren die Silberionen schnell den Körper. Neue Beweise unterstützen die Sicherheit von kolloidalem Silber. Obwohl die normale Dosierung
irgendwo von einem Teelöffel bis zu mehreren Esslöffeln pro Tag reicht, gibt es einige Nutzer von kolloidalem Silber, die täglich mehr als einen halben Liter ohne irgendwelche Nebenwirkungen trinken.

Maßnahmen zur Prävention im Notfall

Man kann Nahrungsreserven und Wasser anlegen, die einen durch eine Katastrophensituation bringen. Viele wählen Gold und / oder

Silber als Währungsreserve. Vielleicht wählen einige auch Verteidigungswaffen. Aber medizinische Hilfe für verschiedenste Krankheiten wird oftmals im Ernstfall nicht mehr verfügbar sein. Unter diesen Bedingungen werden Krankheiten und Infektionen schneller als gewöhnlich überhandnehmen. Gewöhnliche Erste-Hilfe-Lieferungen reichen offensichtlich nicht immer aus. Aber es gibt gute Nachrichten durch den Einsatz von kolloidalem Silber.

Blaues Blut

Von der Zeit an als der Mensch zuerst lernte mit Silber zu arbeiten, hat er gewusst, dass er so die Ausbreitung von Krankheit verhindern kann. Und so kam es, das reiche Personen silberne Trinkbecher, silbernes Geschirr und andere Utensilien nicht nur als Statussymbole, beziehungsweise als Finanzanlage benutzt haben. Sogar diejenigen, die sich Gold hätten leisten können, wählten in der Regel Silber, weil es allgemein bekannt war, dass es die Gesundheit fördert.

Auf dem silbernen Tablett serviert

In den Tagen vor der Kühlung warfen Bauern eine Silbermünze in einen Eimer Milch,
um sie möglichst steril zu bewahren.
Deutsche Soldaten im Ersten Weltkrieg haben ihre Silberketten zur Sterilisierung für eine Weile in Wasser gelegt.
Chemiker legen einen silbernen Groschen in ihre Petrischale, um ihn zu sterilisieren. Für Hunderte von Jahren war es üblich, einen Silberdraht in eine infizierte Wunde zu legen, die sich weigerte, zu heilen. Schließlich lernte der Mensch, Silbernitrat herzustellen und es in Wunden zu verwenden und es generell als Antibiotikum zu verwenden. Aber Silbernitrat ist ätzend und verbrennt Gewebe, ähnlich wie Jod.

Silbernitrat ist ätzend und verbrennt

Besonders nach intensiver Verwendung von Silbernitrat akkumuliert es sich in der Haut, was sich durch eine dunkle Verfärbung äußert -

eine Symptomatik, die als Argyria bekannt wurde. Dennoch war es nichtsdestotrotz eine wirksame Behandlung von Krankheiten und somit mehr wert, als Argyria.

Fast jeder Staat verabschiedete in der Folge ein Gesetz, das jeden lizenzierten Arzt
bei Geburt eines Babys dazu nötigt, die Augen eines Babys mit Silbernitrat zu behandeln. Dies beseitigte Blindheit wegen Geschlechtskrankheit, die ziemlich üblich gewesen war. Leider sind geringfügige Schäden an den Augen als Folge vom Silbernitrat sehr häufig und führen folglich zu einer Blindheit aufgrund zu stärken Dosen von
Silbernitrat.

Silber gegen Hunderte von Pathogenen wirksam

In den frühen 1900er Jahren bewies die Forschung, dass Silber gegen Hunderte von Pathogenen wirksam ist. Es wurden vermehrt andere Silberverbindungen angewendet, die nicht ätzend waren, wobei dies ebenso Ursache für Argyria war. Dann wurde festgestellt, dass kleinere Silberpartikel, durch Ausfällen aus chemischen Verbindungen von Silber hergestellt werden können, welche einen höheren Wirkungsgrad aufgrund der Tatsache aufweisen, dass es Hunderte Male so viele Partikel von einer bestimmten Menge an Silber und dementsprechend eine enorm gesteigerte Reaktionsfläche gab.
Schließlich wurde gelernt, dass Silber auf seine Atomgröße reduziert werden konnte.
Eine positive elektrische Ladung unter Wasser sorgt für diese Reduktion. Dies produziert Tausende von Partikeln und fügte auch eine positive Ladung hinzu, die seine Wirksamkeit spürbar erhöhte. Darüber hinaus wurden keine nachteiligen Nebenwirkungen gezeigt. Es hat keine Argyria verursacht, auch bei längeren hoch dosierten Anwendungen nicht. Es war nicht ätzend und stattdessen förderte es die Heilung im Allgemeinen. Keine allergischen Reaktionen wurden jemals berichtet.

Keine allergischen Reaktionen, keine Argyria, nicht ätzend

Das so hergestellte Mittel war sehr wirksam für die meisten Infektionen aller Art.
Diese Substanz wurde als "kolloidales Silber" bekannt.

Es kann billig produziert werden, aber ist seinen Preis wert, für diejenigen, die es anwenden und noch nicht wissen, wie man es selber herstellt. Auf diesen Aspekt wird im Weiteren eingegangen, da es weniger als 50 Euro Investition kostet, ein eigenes Silbergerät herzustellen.

Das Wort "Silber" erweckt sofort den Gedanken an etwas sehr Teures bei den meisten Menschen. Dies trifft beim kolloidalen Silber nur teilweise zu, und zwar in dem Falle, dass man es komplett käuflich erwirbt, anstatt sich ein Gerät zur Produktion von kolloidalem Silber anzuschaffen beziehungsweise bestenfalls selbst eines baut.

Lagerung für Pharmaindustrie nicht lukrativ

Kolloidales Silber lagert sich nicht unbedingt gut in Lagern und Regalen von Drogerien, aufgrund seiner Affinität für Sauerstoff und seiner positiven elektrischen Ladung, die mit dem Alter seine Ladung verändert. Die Ladung erhöht sich für die meisten Anwendungen merklich. Obwohl reines kolloidales Silber so klar ist wie Wasser, wird es in Gegenwart von Sauerstoff gelb und schließlich dunkelbraun. Fügt man ein wenig Licht hinzu, wird es schnell schwarz.

Penicillin und Sulfonamide sind patentierbar

Als Nächstes wurden Penicillin und Sulfonamide entwickelt, die patentiert werden konnten und daher viel für die Pharmaunternehmen wert sind.
Darauf folgten bald kontinuierlich neue Antibiotika aus Richtung der Pharmaunternehmen. Jedes gilt als wirksam gegen bestimmte Krankheitserreger, normalerweise jedoch nicht mehr als ein halbes

Dutzend. Im Gegensatz zu Silber sind fast keine Antibiotika wirksam gegen Viren, Hefebakterien oder Parasiten.

Die chemischen Antibiotika halten sich gut und sind in der Regel nach längerer Zeit genauso wirksam. Die Lagerung erfolgt wie bei der ersten Produktion. Dies und die Tatsache, dass sie patentiert werden konnten, Silber jedoch nicht, führt dazu, dass sich die Produzenten leisten konnten, sie stark zu fördern.

Dies sind Hauptfaktoren bei der allgemeinen Einführung der Antibiotika.

Allerdings zeigten die Antibiotika bald verschiedene Nebenwirkungen von unterschiedlichem

Kaliber. Einige der Nebenwirkungen sind fast immer vorhanden, während die meisten nur

gelegentlich erscheinen. Aber einige dieser gelegentlichen Nebenwirkungen sind so ernst wie der Tod. Es gibt Tausende von Patienten pro Jahr, die an einer allergischen Reaktion auf Penicillin sterben, obwohl dieses allgemein als eines der sichersten und bewährtesten Antibiotika gilt. Eine erschreckende Tatsache ist, dass viele dieser Todesfälle für Patienten äußerst überraschend erfolgen, die Penicillin genommen haben und sich zuvor keinem Risiko bewusst waren.

Drastische Nebenwirkungen, selbst bei den "sichersten" Antibiotika

Bald nach der Einführung der neuen Antibiotika wurde festgestellt, dass bestimmte Bakterien Immunität gegen das Antibiotikum entwickelten.

Einige entwickelten die Immunität sehr schnell, während andere es sehr langsam taten. Heute sind viele der Krankheiten, die eigentlich leicht von Antibiotika behandelt werden sollten, nicht mehr behandelbar, auch nicht durch neue Antibiotika.

Die Forscher haben keine neuen Ersatzprodukte mehr, sodass bestimmte Krankheiten gänzlich unbehandelbar werden.

Resistenzen, bis hin zur vollkommenen Immunität

Diese Probleme haben jetzt die ganze Ärzteschaft erfasst, einige bis hin zur ausgewachsenen Panik. Die Ausgabe vom 28. März 1994 von Newsweek brachte einen sechsseitigen Artikel "Antibiotika, das Ende der Wunderdroge? Der Anstieg der medikamentenresistenten Keime ist einzigartig in der aufgezeichneten Geschichte", so Newsweek. Penicillin und Tetracyclin verloren ihren Nimbus schon längst. Ein anderes Antibiotikum, Methicillin, lieferte eine Weile Schutz, aber Methicillin-resistente Erreger sind heute in Krankenhäusern üblich. Silberelektroden, die mit geringen Stromimpulsen eingesetzt werden, um kolloidales Silber herzustellen, sind um ein Vielfaches wirksamer als jedes andere Mittel im Falle dieser Resistenzen.

Nach erheblichem Erfolg bei der Stimulierung des Knochenwachstums in Tierversuchen konnte Dr. Becker seine neuen Methoden an einem menschlichen Patienten austesten, der keine andere Wahl hatte, als die Amputation seines Beines. Die gebrochene rechte Tibia und Fibula des Mannes weigerte sich zu heilen und es gab eine riesige offene Wunde mit fünf Arten von Infektionen. Nach bereits einem gesamten Jahr, schienen die Bemühungen der Ärzte weiterhin ins Leere zu laufen. Antibiotika waren definitiv keine Hilfe. Dr. Becker erklärt: "Ich trennte die Wunde ab, entfernte das tote Gewebe und alles, was grob infiziert oder tot war. Danach war nicht mehr viel übrig. Es war eine gewaltige Ausgrabung, die fast von seinem Knie bis zu seinem Knöchel verlief. Im Operationssaal haben wir ein großes Stück silberne Nylonsalzlösung getränkt und über die Wunde gelegt, wickelten das Bein ein und schlossen eine Batterieeinheit daran an." Etwa eineinhalb Wochen später sagt Dr. Becker: "Alle unsere Bakterienkulturen waren steril. Alle fünf Arten von Erregern waren getötet worden." Die an das Silbernylon angebrachte Batterie produzierte kolloidales Silber, wie Dr. Becker später erklärte. Das kolloidale Silber tötete schnell alle fünf Arten von Bakterien ab, die die Antibiotika in anderthalb Jahren nicht besiegen konnten.

Dr. Becker fuhr fort: "Das weiche heilende Gewebe, Granulationsgewebe genannt, breitete sich aus und bedeckte den

Knochen. In zwei Wochen war die gesamte Wunde, die überwiegend roher Knochen gewesen war, von diesem freundlichen rosa Teppich bedeckt."

Statt Amputation aufgrund von Resistenz, vollkommene Heilung

„Die Haut begann wieder zu wachsen, also wurden die Transplantate überflüssig, von denen wir dachten, dass wir sie brauchen würden. Ich beschloss, eine Röntgenaufnahme zu machen, um zu sehen, wie viel Knochen er verloren hatte." (Er hatte erwartet, dass der Knochen sich zurückziehen würde, bevor er wieder wächst)."Ich konnte das Ergebnis des Bildes kaum fassen. Es gab eindeutig Knochenwachstum! Ich entfernte den Gips, betastete das Bein und fand heraus, dass die Stücke alle zusammenwachsen.
Der Patient beobachtete das Prozedere, und als ich fertig war, hob er triumphierend sein Bein in die Luft."

Diese beiden Entwicklungen haben Forschungen auf der ganzen Welt plötzlich in ein neues Licht gerückt. Die UCLA führte Tests mit kolloidalem Silber durch und berichtete: "Die Silberlösungen wirken antibakteriell für die getesteten Organismen wie Streptococcus pyogenes, Staphylococcus aureus, Neisseria gonorrhoea, Gardnerella vaginalis, Salmonella typhi und anderen enterischen Pathogenen und Fungiziden wie Forcandida albicans, Candida globata und Malassezia furfur."

Alfred Sean von Searle Pharmazeutika erklärte: „Die Anwendung von kolloidalem Silber auf menschliche Subjekte wurde in einer großen Anzahl von Fällen mit erstaunlichen Ergebnissen durchgeführt. Für die innere Verabreichung, oral oder subkutan, hat es den Vorteil, schnell und tödlich für Parasiten zu sein, ohne eine toxische Wirkung auf seinen Wirt auszugeben."

Dann gibt es noch die Tatsachenberichte von vielen Benutzern von kolloidalem Silber, die vielleicht nicht wissenschaftlich etabliert, sondern durch zahlreiche persönliche Erfahrungen beglaubigt und ebenso wertvoll sind.

Silber hilft Krebspatienten

Dr. Bjorn Nordstrom vom Karolinska-Institut in Schweden verwendet
seit vielen Jahren Silber in seinen Krebsbehandlungen.
Er sagt, dass dies eine schnelle Remission bei Patienten, die von
anderen Ärzten aufgegeben wurden, bewirkt.

Wie erklärt sich das?

Einige Wissenschaftler spekulieren, dass Krebs durch einen Virus
verursacht wird. Es wurde jedoch kein substanzieller Beweis dafür
gefunden, außer bei Katzen.

3. Anwendungsbeispiele

Kolloidales Silber und Krebs

Jüngste klinische Forschungen mit Silbernanopartikeln gegen Krebszellen haben gezeigt, dass es vielleicht etwas mehr mit den zahlreichen Berichten der krebsbekämpfenden Eigenschaften von Silber im Falle der Krebsbehandlung auf sich hat.

Hier sind einige potenziell gute Nachrichten für Krebspatienten.

Zwei neuere klinische Studien haben die Idee untersucht, Silbernanopartikel als eine Methode zum Hemmen von Krebstumoren zu verwenden.

Diese Studien sind faszinierend, weil sie zeigen, dass, wenn Ärzte genug Silber an die Stelle eines Krebstumors befördern können, möglicherweise der Tumor schrumpfen oder sogar absterben kann.

Tatsächlich zeigten Silbernanopartikel (als AgNPs bezeichnet) gemäß der ersten Studie, die an tumortragenden Mäusen durchgeführt wurde, eine "dosisabhängige Zytotoxizität" gegenüber Krebszellen.

Mit anderen Worten töteten die Silbernanopartikel die Krebszellen, wenn genügend Silber in Kontakt mit ihnen kam.

Darüber hinaus gab es keine akute oder chronische Toxizität und keine negativen Auswirkungen auf das Blut oder die Biologie der Mäuse.

Erhöhte Leukozyten- und Thrombozytenzahlen wurden tatsächlich normalisiert.
Das Tumorvolumen schrumpfte dramatisch.

Die Studienautoren folgerten: "Diese Ergebnisse bestätigen die Antitumoreigenschaften von AgNPs (d. h. Silbernanopartikeln) und legen nahe, dass sie eine kostengünstige Alternative bei der

Behandlung von Krebs und angiogenesebedingten Erkrankungen sein können."

Die zweite Studie, eine Teströhrchenstudie an Brustkrebszellen, ergab ähnliche Ergebnisse.

Tatsächlich kam es zu dem Schluss: "Kolloidales Silber hatte eine dosisabhängige zytotoxische Wirkung in MCF-7-Brustkrebszellen durch Induktion von Apoptose."

Noch einmal, das bedeutet einfach, wenn man genug kolloidalem Silber in direkten Kontakt mit den Brustkrebszellen bringt, tötet es sie.

Unterschied zur Methode von Dr. Robert O. Beckers

Das ist ganz anders, als die Methode, die von Dr. Robert O. Becker, M. D. in den 1980er Jahren verwendet wurde.

Dr. Becker erzeugte sehr winzige Mengen Silber in einer Krebszellkultur, indem er winzige positive Mikroampereströme verwendete.

Er war in der Lage, die Krebszellen zu einer Dedifferenzierung zu veranlassen und zu Stammzellen zurückzukehren, die sich dann durch Mitosezellteilung erneuern und zu gesunden, spezialisierten Zelltypen differenzieren konnten.

Mit anderen Worten: Wenn neue Herzzellen benötigt wurden, wurden sie zu Herzzellen. Wenn neue Prostatazellen benötigt wurden, wurden sie zu Prostatazellen. Und so weiter.

Wie er in Kapitel 8 seines Bestsellers "The Body Electric" feststellte:

"Wir fanden heraus, dass wir die Mitose in den Fibrosarkomzellen mit Silberionen, die durch winzige positive Stromstärken injiziert wurden, aussetzen konnten. Während eines Tages der Exposition schienen die Zellen vollständig zu differenzieren und sie hörten auf, sich für einen Monat ohne zusätzliche Behandlung zu teilen, obwohl wir das Nährmedium regelmäßig änderten. Offensichtlich muss dieses ganze Thema gründlicher untersucht werden."

Er hat auch in seinem zweiten Bestseller, "Cross Currents", gesagt:

"Wir fanden heraus, dass einige menschliche Krebszellen in Kulturen zu entdifferenzieren schienen, wenn sie Silberionen ausgesetzt wurden. Einer meiner Patienten hatte eine schwere, chronische Knocheninfektion, bei der eine Krebserkrankung in der Wunde auftrat. Er lehnte eine Amputation ab, die die Behandlung der Wahl gewesen wäre, und bestand darauf, die Infektion mit Silbertechnik zu behandeln. Nach drei Monaten war die Infektion unter Kontrolle, und die Krebszellen in der Wunde schienen sich wieder normalisiert zu haben. Es ist wichtig zu erkennen, dass dies nicht einfach ein elektrischer Effekt ist, sondern das Ergebnis der kombinierten Wirkung der elektrischen Spannung und der elektrisch erzeugten Silberionen. Es ist eine elektrochemische Behandlung. Während wir zu diesem Zeitpunkt keine festen Beweise haben, ist es wahrscheinlich, dass das Silberion so geformt ist, dass es mit einer bestimmten Rezeptorgruppe auf der Oberfläche der Krebszellmembran andockt. Nachdem diese Verbindung hergestellt ist, sendet eine elektrische Ladungsübertragung ein Signal an den Kern der Krebszelle, das die primitiven Gene aktiviert, und die Zelle dedifferenziert. In diesem Zustand erwartet die Zelle Anweisungen darüber, was im Weiteren geschehen soll. Der Prozess ist genau derselbe, wie in Roses Experimenten, nur, dass in diesem Fall die Dedifferenzierung durch die unerwartete Wirkung der positiven Silberionen verursacht wird. Diese Technik erfordert offensichtlich mehr Untersuchungen, bevor irgendeine klinische Verwendung von ihrer Antitumorwirkung gemacht werden kann. Es scheint jedoch ein vielversprechender Vorgang in einem ansonsten ziemlich düsteren Bild zu sein."

Den Krebs töten versus Krebszellen rückgängig machen

Unglücklicherweise ist die gegenwärtige Methode, die in den beiden oben erwähnten Studien diskutiert wird, viel unübersichtlicher, als die von Becker. Die Forscher setzen einfach so viel Nanosilber in Kontakt mit den Krebszellen, dass sie Apoptose auslösen, was Zelltod bedeutet.

Das ist die typische Mentalität der Schulmedizin, wenn es um Krebs geht. Sie heilen den Körper nicht vom Krebsbefall. Sie töten den Krebs. Es ist ein bisschen wie mit dem Kammerjäger, der Ihnen nicht sagt, dass das Entfernen der überschüssigen Büsche, die neben Ihrem Haus wachsen, helfen wird, die Insekten fernzuhalten. Er kommt einfach und spritzt regelmäßig Gift um Ihr Haus und verlangt Geld dafür.

Natürlich würde ich Dr. Beckers Methode, die er in den 1980er Jahren an der Syracuse Medical University entwickelte, bevorzugen. Leider wurde seine Finanzierung auf mysteriöse Weise eingestellt und er durfte seine klinische Arbeit nie beenden. Aber zumindest zeigt die derzeitige Methode, dass kolloidales Silber tatsächlich Krebszellen töten kann.
Und die wirklich gute Nachricht ist: Eines Tages könnte es einfach die toxische Chemotherapie, die Strahlentherapie und vielleicht sogar die Operation ersetzen, Millionen von Krebspatienten jedes Jahr weltweit retten. Zumindest theoretisch ist das möglich - praktisch stehen dem Lobbyisten und Politiker im Wege. Die amerikanische FDA beklagt lautstark, dass "skrupellose" Anbieter von kolloidalem Silber dieses als "Krebsheilung" angepriesen haben.

Diese beiden Studien könnten jedoch einen Weg in die richtige Richtung eröffnen.
Allerdings ist es wichtig zu beachten, dass die orale Einnahme von kolloidalem Silber mit den, in diesen Studien verwendeten Silbergehalten nicht an den Ort eines Tumors geliefert werden kann. Es müsste eine speziell hergestellte isotonische Lösung von Silbernanopartikeln wiederholt über lange Zeiträume hinweg direkt in

die Hauptbereiche der Tumorstelle injiziert werden. Dies würde zweifelsohne ausgebildete Fachleute erfordern, die moderne Überwachungstechnologien wie CT-Bildgebung oder andere bildgebende Verfahren verwenden, sodass die behandelnden Ärzte die Ergebnisse verfolgen und die Therapie strategisch auf die genau benötigten Bereiche anwenden könnten. Dennoch ist es sehr interessant, dass sich die medizinische Wissenschaft in diese Richtung bewegt.

Es bleibt zu hoffen, dass eines Tages medizinische Forscher eine erfolgreiche und allgemein anerkannte Therapie entwickeln werden, die es Silber erlaubt, für diesen Zweck verwendet zu werden. Es wäre sicherlich ein Glücksfall für Krebspatienten.

Oraler Silbergebrauch

Trotz der Tatsache, dass die orale Verwendung von kolloidalem Silber eigentlich unmöglich die benötigten Silberkonzentrationen für einen bestimmten Tumorort, wie zum Beispiel einen Brusttumor, erreichen kann, gab es im Laufe der Jahre einige faszinierende Zeugnisse von Menschen, die nach Beginn einer Krebserkrankung "spontane Rückentwicklungen" ihres Krebses genossen hatten.
Ein Patient beschwört, dass er seinen bestätigten Fall von Prostatakrebs geheilt hat, indem er reichlich kolloidales Silber getrunken hat. Er schickte seinen Dosierungsplan an seinen Bruder in Irland, der auch Prostatakrebs hatte. Und er sagt, sein Bruder sei ebenfalls geheilt worden, mit derselben Behandlung, die er befolgt hatte. Kurz gesagt tranken beide Herren gottlose Mengen von kolloidalen Silbermikropartikeln (einen Liter pro Tag für einen Monat) - was man niemals empfehlen würde, aufgrund der eindeutigen Möglichkeit, mit Argyria (d. h. den besagten Hautflecken) zu enden. Aber wie dieser irische Gentleman es ausdrückte, bevorzugte er "graue Flecken" gegenüber Krebs.
Nun, dies klingt sehr romantisch und verlockend, wenn man schwerwiegend krank ist, jedoch sollte der Realitätsbezug dabei nicht verloren gehen. Der Patient hatte andere Möglichkeiten, wie konventionelle medizinische Behandlung. Jedoch hat er sich hartnäckig gegen die empfohlene konventionelle medizinische

Behandlung gestemmt, die sein Arzt ihm angeraten hatte. Er hätte impotent enden können oder im schlimmsten Fall sogar bestimmte Körperteile operativ entfernen müssen. So wählte er auf eigene Faust aus, zumindest vorübergehend die konventionellen, sozusagen ausgetretenen, medizinischen Wege zu verlassen, zugunsten des Tests mit kolloidalem Silber. Und es hat offenbar für ihn gewirkt, ebenso wie für seinen Bruder in Irland. Natürlich kann man das niemandem empfehlen. Denn, wenn die kolloidale Silberbehandlung nicht funktioniert hätte, dann wäre womöglich wertvolle Zeit verloren gegangen, die hätte verwendet werden können, um die Ausbreitung des Krebses durch konventionelle medizinische Mittel zu stoppen, bevor es zu spät ist.

Kolloidales Silber in Kombination mit DMSO

Der Hauptgrund für die Erforschung dieser Behandlung ist, dass es sehr, sehr preiswert ist. Viele Menschen, die umfangreiche orthodoxe Krebstherapien hatten durchführen lassen, haben praktisch kein Geld für alternative Krebsbehandlungen. Geschweige denn Zeit und Energie. Daher müssen kostengünstige und dennoch hochwirksame Krebstherapien entwickelt werden.

Diese Behandlung ist von Grund auf so konzipiert, dass sie sanft und sicher ist und Krebszellen schnell in normale Zellen zurückverwandelt.

Sobald man versteht, was Krebs an erster Stelle verursacht, wird man verstehen, dass Krebszellen in normale Zellen umgewandelt werden können.

Krebszellen in normale Zellen umwandeln hat viele Vorteile gegenüber dem Töten von Zellen

Diese Art der Behandlung hat viele Vorteile gegenüber Behandlungen, die die Krebszellen einfach stupide abtöten. Durch die Rückführung von Krebszellen in normale Zellen entstehen bei der Behandlung weit weniger Rückstände und Toxine, die von toten Krebszellen erzeugt werden. Somit kann diese Behandlung viel schneller arbeiten als normale Krebsbehandlungen. Und es gibt andere Hauptvorteile, die Krebszellen in normale Zellen umzuwandeln.

Weniger Rückstände, weniger Toxine

Die "Overnight Cure for Cancer" (die OCC) hat sich als sehr effektiv erwiesen. Die OCC besteht aus zwei Behandlungen, der DMSO / kolloidale Silberbehandlung und der DMSO / Chlordioxidbehandlung. Beide Behandlungen sind für sich hervorragend.

Das Ziel dieser Behandlung ist es, genauso effektiv wie die Behandlung des erwähnten OCC zu sein, aber nicht annähernd so intensiv. Mit anderen Worten, der Zweck dieser Behandlung ist es, ein "sanftes OCC" zu schaffen.

Diese Behandlung ist also völlig sicher und basiert auf einer sehr soliden Krebstheorie.
Man kann viel, viel höhere Dosen von DMSO verwenden, als in dieser Behandlung verwendet werden. Die empfohlene Menge von kolloidalem Silber für diese Behandlung wurde also in viel höheren Dosen als von diesem Artikel empfohlen sicher verwendet.

Was verursacht Krebs?

Was verursacht Krebs? Die meisten Menschen glauben, dass es DNA-Schäden sind, die Krebs verursachen. Während DNA in seltenen Fällen negative Auswirkungen auf die Stärke des Immunsystems eines Menschen haben kann, hat DNA normalerweise absolut nichts mit der Entstehung von Krebs zu tun.

Die Tatsache ist, dass Krebs durch eine spezielle Art von Mikrobe verursacht wird, die in normale Zellen eindringt und die Zellen krebsartig macht.

Krebszellen bilden sich eigentlich auf zwei Arten:
1) Ein spezieller Typ von Mikroben kann in eine normale Zelle eindringen

2) Eine Zelle, die bereits krebsartig ist und bereits viele dieser Mikroben hat, teilt sich

Es gibt tatsächlich andere Wege, auf denen sich Krebszellen bilden können, aber eine Diskussion dieser Umstände geht weit über den Umfang dieses Buches hinaus.

Eigentlich hat jeder Krebszellen in seinem Körper. Das Immunsystem tötet diese im Allgemeinen jedoch sicher ab. Doch ein geschwächtes Immunsystem und viele andere Dinge können es Krebszellen ermöglichen, das Immunsystem zu überwinden. Aber die eigentliche Bildung von Krebszellen wird ausschließlich durch Mikroben verursacht, die in normale Zellen gelangen.

Dr. Royal Rife erforschte in den 1930er Jahren die Beziehung zwischen Mikroben und Krebs intensiv. Er infizierte Mäuse mit einem Virus und in 100 Prozent der Fälle würden die Mäuse Krebs bekommen.

Dr. Rife schlug ein Heilmittel gegen Krebs vor, dass nur diese Mikroben tötete.
Seine Heilung war zu 100 Prozent erfolgreich. Beachten Sie jedoch, dass seine Heilung nicht die Absicht hatte, Krebszellen zu töten oder DNA zu fixieren (die in den 1930er Jahren nicht entdeckt worden war). Sein einziges Ziel war es, Mikroben in den Krebszellen abzutöten. Sobald die Mikroben in den Krebszellen tot waren, konnten die Krebszellen wieder in normale, differenzierte Zellen zurückkehren.

Dr. Rife war sich bewusst, dass die kritischen Mikroben, die getötet werden mussten, in den Krebszellen waren. Das Elektromedizingerät, das er verwendete, tötete Mikroben innerhalb und außerhalb von Krebszellen.

Nicht alle natürlichen Substanzen gelangen normalerweise in die Zellen, daher ist es für natürliche Substanzen fast unmöglich, die Mikroben in den Krebszellen abzutöten. Natürliche Substanzen können Krebszellen töten und das Immunsystem aufbauen, aber sie können im Allgemeinen keine Mikroben innerhalb der Krebszellen töten.

22

Wie verursachen Mikroben Krebs?

In einer normalen Zelle stammt die Energie der Zelle aus der Produktion von ATP-Molekülen in den Mitochondrien. Die Produktion von ATP ist die Energie in der Zelle und ist das Ergebnis einer Folge von chemischen Reaktionen:
1) Glukose tritt in die Zelle ein
2) Die Glukose wird in Pyruvat umgewandelt
3) Das Pyruvat dringt in die Mitochondrien ein
4) Innerhalb der Mitochondrien beginnt das Pyruvat eine Kettenreaktion von chemischen Reaktionen, genannt "Zitronensäurezyklus", auch bekannt als Krebszyklus
5) Der Zitronensäurezyklus erzeugt viel von ATP innerhalb der Zelle
6) Etwa auf halbem Weg durch den Krebszyklus beginnt eine weitere Kettenreaktion von chemischen Reaktionen, die als "Elektronentransportkette" oder ETC bezeichnet wird.
7) Die Elektronentransportkette erzeugt mehr ATP-Moleküle als im Rest der Zelle erzeugt werden

Wie wird eine normale Zelle also bösartig?

Eine Zelle wird krebserregend, wenn eine spezielle Art von Mikroben in eine normale Zelle eindringen kann. Ich werde dies die "Krebsmikrobe" nennen, aber technisch sollte ich selbige "hoch polymorphe zellwandlose Bakterien" nennen.

Es ist bekannt, dass Mikroben große Mengen an Glukose konsumieren

Es ist bekannt, dass Mikroben große Mengen an Glukose konsumieren. In einer Krebszelle vermehrt sich die Krebsmikrobe und fängt an, eine wachsende Menge der Glukose abzufangen, die normalerweise in Pyruvat umgewandelt würde. Es ist das Pyruvat, das in die Mitochondrien gelangt, die den Krebszyklus (d. h. den Zitronensäurezyklus) starten. Somit wird der Krebszyklus durch einen Glukosemangel und somit einem Mangel an Pyruvat stark geschädigt. Dies allein unterdrückt die Produktion von ATP-Molekülen.

Aber die Elektronentransportkette, die eigentlich wichtiger als der Krebszyklus ist, hängt völlig vom Krebszyklus ab, um ihre Quote von ATP-Molekülen zu schaffen.

Die Anwesenheit von Mikroben schädigt daher die Produktion von ATP in den Mitochondrien sowohl durch den Krebszyklus als auch durch die Elektronentransportkette stark oder zerstört sie vollständig.

Zusätzlich scheiden Mikroben Mykotoxine aus. Mykotoxine sind stark saure Abfallprodukte, die für die Zelle völlig nutzlos sind. So schwimmen die Mitochondrien, statt in einem Meer von Pyruvat zu schwimmen, in einem Meer von sehr sauren und wertlosen Toxinen.

Als Folge der Krebsmikroben, die Glukose stehlen und Mykotoxine ausscheiden, wird die Produktion von ATP in der Zelle praktisch zerstört. Die Zelle muss zur Fermentation zurückkehren, um selbst eine kleine Menge an ATP-Molekülen zu erzeugen.

Aber noch wichtiger ist diese Frage:

Was passiert, wenn Sie alle Krebsmikroben abtöten, die sich in den Krebszellen befinden?

So wie das Vorhandensein von Mikroben Krebs in einer Zelle verursacht, wenn Sie alle Mikroben in einer Krebszelle töten, ist die Zelle in der Lage, ihre Produktion von ATP-Molekülen wiederherzustellen und ist somit in der Lage, in den Zustand einer normalen Zelle zurückzukehren. Mehr als ein Dutzend Substanzen haben erwiesenermaßen Krebszellen in vitro in normale Zellen umgewandelt.

Anstatt nun gezwungen zu sein, Krebszellen abzutöten, wurde bewiesen, dass Krebszellen in normale Zellen in vivo (d. h. innerhalb des Körpers) zurückverwandelt werden können.

Tatsächlich verwandelte die Rife-Maschine der 1930er Jahre (die schließlich 2008 repliziert wurde) auch Krebszellen in normale Zellen, ebenso wie die Ultraviolettlichttherapien der 1930er, 1940er und

1950er Jahre (siehe: „Into the Light" von Dr. William Campbell Douglass II, MD).

Der DNA-Schaden in einigen Krebszellen wird durch die DNA der Mikroben verursacht, die Krebs verursachen.

Eine ausführlichere Diskussion darüber, wie Mikroben Krebs verursachen, kann und sollte an anderer Stelle weiterverfolgt werden, wobei hier der Fokus auf dem außergewöhnlich potenten Duo von kolloidalem Silber und DMSO (bzw. MSM) liegt.

Der gesamte Zweck dieser Behandlung (DMSO / kolloidale Silberbehandlung) besteht darin, Krebszellen in normale Zellen umzuwandeln. Die Behandlung wurde entworfen, um genau das zu tun, indem es sicher und schnell die Mikroben tötet, die innerhalb der Krebszellen befindlich sind.

Die "Krebsdiät"

Jedes Mal, wenn Sie eine Therapie verwenden, die entwickelt wurde, um Mikroben abzutöten, ist es sehr, sehr wichtig, Nahrungsmittel und Getränke zu vermeiden, die die Mikroben füttern oder anregen. Dies schließt Krebs ein, da Krebs eine mikrobielle Krankheit ist.

Eine saure Diät von Nahrungsmitteln und Getränken wird diese Behandlung weniger wirksam machen

Eine saure Diät von Nahrungsmitteln und Getränken wird diese Behandlung weniger wirksam machen, da Mikroben sich dadurch viel schneller heranzüchten und in Gegenwart einer sauren Diät aggressiver sind. Mit anderen Worten, die Mikroben sind möglicherweise in der Lage, sich schneller zu vermehren, als man sie töten kann. Dies schließt die Mikroben ein, die sich innerhalb der Krebszellen befinden.

25

Dies bedeutet, dass es ohne eine solide "Krebsdiät" unmöglich ist, diese Krebsbehandlung oder irgendeine andere Krebsbehandlung wirksam zu gestalten. Die "Krebsdiät" ist auch der Königsweg, um die weitere Ausbreitung von Krebs im Allgemeinen zu stoppen.

Eine basische Diät beinhaltet unter anderem:

1) keinen weißen Zucker
2) kein Weißmehl
3) keine Sodagetränke (auch Diätsodagetränke, welche kohlensäurehaltig sind)
4) kein Fleisch
5) keine homogenisierten Milchprodukte und so weiter

Nach dem Beseitigen aller Nahrungsmittel, die Mikroben füttern oder anregen, bleiben im Allgemeinen Vollwertkost, ganze Früchte, Gemüsegetränke und andere gesunde Nahrungsmittel und Getränke in der Auswahl.

Diese Behandlung behandelt Krebs in einem dreiphasigen Prozess pro Tag:

1) Erstens, morgens: MSM (Methylsulfonylmethan) und kolloidales Silber werden gemeinsam eingenommen. Kolloidales Silber hilft, Mikroben aus dem Blutstrom fernzuhalten, indem man sie tötet. Mehrere Arten von Krebs verbreiteten sich durch Freisetzung von Mikroben in den Blutkreislauf. Darüber hinaus hilft das Fernhalten von Mikroben aus dem Blutkreislauf das Immunsystem aufzubauen, indem es dem Immunsystem hilft, intern mehr Zeit zur Kommunikation anstatt zum Kampf aufzuwenden.

Da das Immunsystem intern mit elektrischen Signalen kommuniziert und Mikroben stark sauer sind, können die Mikroben die Kommunikation des Immunsystems stören. Durch die Beseitigung von Mikroben im Blut wird das Immunsystem sozusagen aufgeladen. Zusätzlich wird das MSM dazu beitragen, dass etwas von dem kolloidalen Silber in die Krebszellen gelangt, da ein Teil des MSM in DMSO im Körper umgewandelt wird (DMSO wird im Weiteren

26

diskutiert werden). Dies wird einige der Krebszellen in normale Zellen umwandeln.

2) Zweitens wird am frühen Nachmittag die Morgenbehandlung wiederholt. Wie bei der Morgenbehandlung soll diese Dosis vor allem Mikroben aus dem Blutkreislauf fernhalten und einige Krebszellen in normale Zellen zurückverwandeln.

3) Drittens verwendet diese Behandlung abends DMSO, kolloidales Silber und eine andere spezielle Art von Silber. Das DMSO wird dem kolloidalen Silber helfen, in die Krebszellen zu gelangen, in denen die Krebsmikroben leben. Wenn diese Mikroben getötet werden, können sich die Krebszellen in normale Zellen zurück wandeln.

Diese Behandlung hat zwei große Vorteile gegenüber vielen anderen alternativen Krebsbehandlungen:
1) Diese Behandlung wurde entwickelt, um Krebszellen in normale Zellen umzuwandeln, was bedeutet, dass sie, wenn sie richtig angewendet wird, keine Schwellung oder Entzündung hervorrufen sollte.
2) Diese Behandlung ist zur oralen Einnahme bestimmt. Dies bedeutet, diejenigen, die an einer Ernährungssonde angeschlossen sind oder intravenös behandelt werden, können problemlos diese Behandlung zusätzlich anwenden.

Kritische Warnungen

Fortgeschrittene Krebspatienten sollten diese Behandlung nicht anwenden, sondern die bewährten Krebsbehandlungen wie die Cellect-Budwig-Behandlung, die Cäsiumchloridbehandlung und so weiter verwenden.

Kinder unter 12 Jahren sollten diese Behandlung ebenfalls nicht anwenden.

Die Dosen in dieser Behandlung sind für eine Person ausgelegt, die 65 Kilogramm oder mehr wiegt. Wenn Sie weniger als 65 Kilogramm wiegen, nehmen Sie entsprechend niedrigere Dosen.

Verwenden Sie diese Behandlung nicht mit verschreibungspflichtigen Medikamenten.

Die Mittel MSM und DMSO in dieser Behandlung können die Wirksamkeit von verschreibungspflichtigen Arzneimitteln stark erhöhen, sodass der Krebspatient die verschreibungspflichtigen Medikamente um ein Vielfaches überdosieren würde. Verwenden Sie diese Behandlung nur mit der Erlaubnis und in Abstimmung Ihres Arztes, in Kombination mit verschreibungspflichtigen Medikamenten.

Warnung für Frauen, die schwanger sind oder schwanger werden könnten

Frauen, die schwanger sind, möglicherweise schwanger sind, schwanger werden oder stillen, sollten diese Behandlung nicht durchführen. Die hohen Dosen von DMSO in dieser Behandlung, kombiniert mit dem extrem geringen Gewicht des Fötus, können es ermöglichen, dass hohe Dosen von kolloidalem Silber in fötale Zellen eindringen.
Während DMSO selbst völlig sicher ist, so wie kolloidales Silber (das sogar einen Nährstoff darstellt), ist die Wirkung von hohen Dosen von kolloidalem Silber auf einen Fötus unklar. Verwenden Sie diese Behandlung also aus reinen Sicherheitsgründen nicht, falls Sie sich in einer der vorbenannten Kategorien wiederfinden.

Wirkung auf Tumore

Diese Behandlung ist nicht darauf ausgelegt, Tumore schnell zu verkleinern. Wenn sich also Tumore an gefährlichen Stellen befinden (zum Beispiel, wenn sie auf den Gallengang drücken), verwenden Sie diese Behandlung nicht. Suchen Sie medizinische Hilfe und verwenden Sie eine der Behandlungen, die Tumore schnell schrumpfen, wie die Cellect-Budwig-Behandlung oder die Cäsiumchloridbehandlung.

Wenn der Patient eine Schwellung im Gehirn oder andere gefährliche Zustände hat, suchen Sie sofort medizinische Hilfe auf.

Wie man "MSM-Wasser" macht

Einer der wichtigsten Produkte in dieser Behandlung ist MSM-Wasser. Bevor Sie in die genaue Behandlung einsteigen, ist es notwendig, zu besprechen, wie Sie MSM-Wasser herstellen können.

Es ist nie gut, MSM in Pillenform zu kaufen. Der Grund dafür ist, dass, um das MSM in die Pillen zu bekommen, Chemikalien verwendet werden, um zu verhindern, dass das MSM "zusammenklumpt". Diese Chemikalien können die Wirksamkeit von MSM neutralisieren.

Daher sollte MSM in Kristallform oder Granulat gekauft und dann vor dem Verzehr mit Wasser gemischt werden.

Es ist immer am besten, bei der Herstellung und Verwendung von MSM Gläser oder Glaskannen zu verwenden. Man braucht ein Halbliterglas oder einen Keramikkrug.
Sie können vielleicht etwas Flüssigkeit (wie Milch oder Saft von hoher Qualität) in einem Lebensmittelgeschäft oder direkt in einer Glasflasche in der Milchabteilung kaufen.
Achten Sie darauf, keine Plastikkanne zu kaufen, die wie Glas aussieht. Klopfen Sie auf den Behälter mit dem Finger, um sicherzustellen, dass es sich um echtes Glas handelt.

MSM-Wasser herstellen

Hier ist die genaue Anleitung, wie Sie einen 1/2 Gallonenkrug von "MSM-Wasser" machen:
1) Füllen Sie die Kanne zu etwa 2/3 mit gefiltertem Wasser oder destilliertem Wasser
2) Geben Sie 5 oder 6 Esslöffel MSM-Granulat in die Glaskanne
3) Setzen Sie den Deckel auf die Glaskanne und schütteln Sie den Krug alle paar Minuten, bis das Granulat vollständig aufgelöst ist, (dies dauert etwa eine halbe Stunde)
4) Wenn es aufgelöst ist, füllen Sie den Rest der Kanne mit gefiltertem oder destilliertem Wasser
5) Schütteln Sie erneut, um das gereinigte oder destillierte Wasser mit dem MSM zu mischen

Schütteln Sie außerdem die Flasche immer kurz vor der Verwendung.

Dies ist das "MSM-Wasser", auf das in dieser Behandlung Bezug genommen wird.
Jeder Esslöffel dieses Wassers enthält 0,6 Gramm MSM. Um also 3 Gramm MSM zu sich zu nehmen, werden 5 Esslöffel dieses MSM-Wassers verwendet (NICHT 5 Esslöffel der MSM-Kristalle, sondern 5 Esslöffel des MSM-Wassers).

Für die allgemeine Anwendung, über den Krebs hinaus, ist MSM eine hervorragende Ergänzung, weil es zwei zusätzliche Sauerstoffatome, Schwefel und eine Methylgruppe enthält. All dies ist entscheidend für unsere Gesundheit, besonders für das Gehirn. Persönlich nehme ich täglich 6 Gramm MSM-Wasser (10 Esslöffel des Wassers).

Was ist DMSO?

Warnung: Lassen Sie DMSO niemals Plastik, Gummi, Stoff oder andere künstliche Stoffe berühren. DMSO kann an diese Dinge binden und sie in Ihren Körper tragen. Deshalb sollte nur Glas (oder Keramik) verwendet werden, wenn DMSO verwendet wird. Ja, einige Anbieter liefern ihre DMSO in Hartplastikbehältern, aber sie verwenden spezielle Kunststoffe.

Diese Behandlung umfasst DMSO, das technisch als Dimethylsulfoxid bezeichnet wird. DMSO ist ein reines Naturprodukt aus der Holzindustrie. Viele, viele Millionen von
Menschen haben DMSO bereits weltweit eingesetzt. DMSO zielt auf Krebszellen ab und "öffnet" die Zellwände der Krebszellen, was wiederum ermöglicht, dass kolloidales Silber in die Krebszellen gelangt, um die Mikroben abzutöten, die sich in den Krebszellen befinden. Wie bereits erwähnt, wenn man Mikrobe(n) in den Krebszellen abtötet, werden die Zellen zu normalen Zellen - ohne jegliche Art von Rückständen aus toten Krebszellen.
Somit gibt es keine Schwellungen oder Entzündungen, die durch absterbende Krebszellen verursacht werden. In der Tat ist DMSO dafür bekannt, Schwellungen und Entzündungen zu reduzieren. Aber unabhängig davon, wie viele Krebszellen es in normale Zellen

zurückverwandelt, ist bekannt, dass DMSO mit kolloidalem Silber alle Mikroben im Blut abtötet und somit das Immunsystem stärkt.

Eine Anmerkung über DMSO und MSM

DMSO und MSM sind sehr ähnliche Moleküle. In der Tat ist der Hauptunterschied, dass MSM ein zusätzliches Sauerstoffmolekül hat. Sie sind so ähnlich, dass MSM manchmal als DMSOO bezeichnet wird. DMSO kann starken Körpergeruch verursachen (es ist ein Schwefelgeruch), weshalb es nur in der Nacht eingenommen wird und erst nachdem alle sozialen Aktivitäten für den Tag erledigt sind. Unterschiedliche Menschen reagieren unterschiedlich auf DMSO und Körpergeruch. MSM verursacht keinen Körpergeruch, kann aber Mundgeruch verursachen. Nachdem die Behandlungen, die MSM verwenden, abgeschlossen sind, (d. h., nachdem die Phase 1 abgeschlossen ist und nachdem die Phase 2 abgeschlossen ist), können Sie einige Minuten später etwas essen, um den durch MSM verursachten Mundgeruch zu dämpfen. Ein Teil des DMSO zerfällt in MSM und DMS. Ebenso zerfällt einmal im Körper ein Teil des MSM in DMSO. Aber wenn dies geschieht, verursacht das DMSO nicht den Körpergeruch. Ich nehme an, der Grund dafür ist, dass MSM nicht in so viel DMS zerfällt, wie DMSO. Es ist das DMS, das tatsächlich den Körpergeruch verursacht und viel von DMSO wird in DMS (das kein Sauerstoffmolekül hat) aufgespalten. Mit anderen Worten, ob Sie DMSO oder MSM nehmen, sowohl DMSO als auch MSM befindet sich im Körper. DMSO öffnet die "Ports" an der Außenseite von Krebszellmembranen. DMSO ist dafür bekannt, dass es Krebszellen angreift. Sobald diese Öffnungen offen sind, wird jede Art von Silber in die Krebszellen eindringen können, um dabei zu helfen, die Mikroben innerhalb der Krebszellen zu töten. Die spezielle Art von Silber, die am Abend verwendet wird und die mit DMSO gemischt wird, wird hoffentlich "an das DMSO binden", das dem DMSO erlauben würde, diese Art von Silber direkt in den Krebszellen "zu tragen". So gibt es zwei verschiedene Möglichkeiten, wie Silber in die Krebszellen eindringen kann. Silber ist seit vielen Jahrhunderten für seine Fähigkeit bekannt, Mikroben bei Kontakt zu töten. Es gibt eine Rasse, die in dieser Behandlung vorgeht, um ALLE Mikroben innerhalb der Krebszellen schneller zu töten, als sie reproduzieren können. Deshalb gibt es drei "Wellen" von Behandlungen (d. h. 3 Phasen) an jedem Tag. Ein weiterer Grund für die Verwendung von MSM ist, dass weniger DMSO in MSM zerfällt. Wenn MSM bereits im Körper ist, wenn DMSO eingenommen wird, wird das "Gleichgewicht" zwischen DMSO und MSM bereits MSM umfassen, somit wird weniger DMSO in MSM umgewandelt (was die Abendbehandlung noch effektiver macht).

DMSO ist hochwirksam bei verschiedensten Heilprozessen, sei es in Gewebe, Knochen oder Nerven. Zum einen wirkt DMSO als Verstärker für andere Mittel, zum anderen wirkt es dort, wo sonst keine Medizin hinkommt. Als Lösungsmittel für Fett und Wasser macht es Zellwände durchlässig für bestimmte Stoffe, welche sonst keinen Zutritt finden. Zunächst ist es wichtig zu verstehen, wie DMSO als Lösungsmittel im menschlichen Körper wirkt.

DMSO bewegt sich als Wirkprinzip auf Ebene von Wasser und Schwefel, die jeweils äußerst wichtige Stoffwechselfunktionen im menschlichen Körper einnehmen.
Das Eindringen in verschiedenste Zellen lässt es in jeglichem Gewebe, sogar bis hin zur Blut-Hirn-Schranke wirken.

Die Krebsbehandlung mit Kolloidalem Silber und DMSO ist in drei Phasen unterteilt

Die drei Phasen (und Teilphasen) können wie folgt zusammengefasst werden:

Phase 1 - Early Morning - MSM und kolloidales Silber
Phase 2 - Sechs Stunden nach Phase 1 - MSM und kolloidales Silber
Phase 3 - Sechs Stunden nach Phase 2 - DMSO, kolloidales Silber

Detaillierte Anweisung zur Krebsbehandlung

Phase 1 - Früher Morgen

Phase 1 ist die frühe Morgenbehandlung. Die frühmorgendliche Behandlung besteht aus 3 Gramm MSM Wasser und 2 Esslöffel von kolloidalem Silber. Es sollte erwähnt werden, dass jede kolloidale Silbersorte ihre eigene sichere Dosis hat. Verwenden Sie daher die Dosierungen in diesem Artikel nicht für andere kolloidale Silbersorten als die angegebene Konzentration.

Während die hier anzuwendende Silberkolloide nur 22 ppm (parts per million) messen, ist dies lediglich eine Aussage über die Quantität der Anreicherung. Man sollte eine sehr potente Marke von kolloidalem Silber verwenden.
(Hinweis: Nehmen Sie während dieser Behandlung keine koffeinhaltigen Getränke zu sich).

Das Erste, was Sie jeden Tag in Phase 1 tun müssen, ist 3 Gramm MSM zu sich nehmen. Dies kann am besten getan werden, indem man MSM-Wasser herstellt. Mischen Sie dafür 5 Esslöffel von MSM-Wasser in mehrere Hundert Milliliter gereinigtes Wasser.
Trinken Sie dieses MSM-Wasser plus gefiltertes Wasser.

Ein schrittweiser Aufbau bis auf die reguläre Dosis wird zu Beginn der Behandlung notwendig sein, sonst kann der Magen am ersten Tag nicht so viel MSM bewältigen.

Dosierung von MSM Wasser "einschleichen":
Tag 1: 1/2 Esslöffel MSM-Wasser (dann vor dem Trinken mehrere Hundert Milliliter Wasser hinzufügen)
Tag 2: 1 Esslöffel MSM Wasser (dito)
Tag 3: 2 Esslöffel von MSM Wasser (dito)
Tag 4: 3 Esslöffel von MSM Wasser (dito)
Tag 5: 4 Esslöffel von MSM Wasser (dito)
Tag 6 und danach: 5 Esslöffel MSM Wasser (dito)

Fügen Sie immer Wasser hinzu, bevor Sie trinken, hauptsächlich wegen des Geschmacks.

Sie müssen die Dosis nur einmal entsprechend aufbauen, es sei denn, Sie beenden die Einnahme von MSM-Wasser für 2 oder 3 Wochen. Daher werden Sie am Tag 6 und darauffolgenden Tagen immer 5 Esslöffel mit MSM Wasser benutzen.

Das kolloidale Silber einnehmen

Warten Sie nach der Einnahme des MSM-Wassers ein paar Minuten und fügen Sie dann
2 Esslöffel mit kolloidalem Silber in mehrere Hundert Milliliter gereinigtes Wasser und trinken selbiges.

Mischen Sie das kolloidale Silber NICHT mit dem MSM-Wasser. MSM muss einige Minuten vor dem kolloidalen Silber eingenommen werden, um die Krebszellen zu öffnen, bevor das kolloidale Silber die Krebszellen erreicht.

Ein schrittweises Einschleichen ist auch für das kolloidale Silber erforderlich

Das "Einschleichen" sollte mit einem Teelöffel hochqualitativen kolloidalen Silber, in mehrere Hundert Milliliter Wasser beginnen. Dann am nächsten Tag einen weiteren Teelöffel (auf 2 Teelöffel) hinzufügen. Fügen Sie an aufeinanderfolgenden Tagen einen Teelöffel pro Tag hinzu, bis Sie sechs Teelöffel erreicht haben (das entspricht zwei Esslöffel, welche die in dieser Behandlung verwendete Dosis darstellt).

Hier eine Zusammenfassung der schrittweisen Steigerung:
Tag 1: 1 Teelöffel kolloidales Silber (in Wasser)
Tag 2: 2 Teelöffel kolloidales Silber (in Wasser)
Tag 3: 3 Teelöffel kolloidales Silber (in Wasser)
Tag 4: 4 Teelöffel kolloidales Silber (in Wasser)
Tag 5: 5 Teelöffel kolloidales Silber (in Wasser)

Tag 6 und danach: 6 Teelöffel kolloidales Silber (in Wasser), das entspricht 2 Esslöffel

Der Grund für die schrittweise Erhöhung ist ein Problem namens Herxheimer Reaktion - Heilverschlimmerung. Wenn Sie zu schnell erhöhen, können Sie eine ernsthafte Menge an Giftstoffen in Ihrem Körper in Bewegung bringen. Diese Toxine werden von toten Mikroben erzeugt, die gegebenenfalls die Entgiftungskapazitäten des Körpers übersteigen. Deshalb empfiehlt es sich, die Mikroben im Blut durch den allmählichen Aufbau allmählich töten.

Die Behandlung am frühen Morgen hat zwei entscheidende Vorteile.

Erstens bedeutet es, dass weniger von der Dosis der Abendbehandlung verwendet wird, um Mikroben im Blutkreislauf zu töten (was bedeutet, dass mehr kolloidales Silber am Abend verfügbar ist, um Krebszellen zu bekämpfen).

Zweitens breiten sich viele Krebsarten über Mikroben im Blut aus. Zum Beispiel wandern die Mikroben (die in einem Sporenzustand sein können, was bedeutet, dass sie sich sowohl außerhalb von Krebszellen als auch innerhalb normaler Zellen leicht bewegen können) durch das Blut und können innerhalb normaler Zellen an anderer Stelle im Körper eindringen, wodurch sie krebsartig werden. So hilft die morgendliche Dosis auch dabei, die Ausbreitung von Krebs zu verhindern.

Phase 2 - sechs Stunden nach Phase 1

Phase 2 der Behandlung ist genau wie Phase eins, aber die Behandlung wird am frühen Nachmittag, etwa sechs Stunden nach der ersten Phase, durchgeführt.
Diese Phase verwendet den gleichen Aufbau und die normale Dosis wie Phase 1.
Phase 3 - sechs Stunden nach Phase 2 und 12 Stunden nach Phase 1.

Ein wichtiger Hinweis zu Phase 3

Phase 3 ist die Abendbehandlung, die etwa 6 Stunden nach der frühen Nachmittagstherapie und etwa 12 Stunden nach der morgendlichen Behandlung durchgeführt wird.
Die Abendbehandlung ist komplexer als die Phase 1- und Phase-2-Dosen. Diese Phase umfasst DMSO und kolloidales Silber.

Da Phase 3 DMSO enthält, das Körpergeruch verursachen kann, kann es Tage geben, an denen DMSO nicht praktikabel ist, zum Beispiel, wenn Sie geschäftlich unterwegs sind oder Verwandte besuchen. Wenn Sie nicht in der Lage sind, die unten erwähnte Phase-3-Behandlung zu ergreifen, sollten Sie die Phase-2-Behandlung am Abend wiederholen, anstatt die Phase-3-Behandlung am Abend einzunehmen.
Das heißt, Sie würden nur MSM und kolloidales Silber am Abend nehmen, im Gegensatz zu der unten erwähnten regulären Phase-3-Behandlung.

Weitere Fallbeispiele

Lebertransplantation

"Ich wartete seit zwei Jahren auf eine Transplantation für meine Leber. Aus Verzweiflung habe ich in der Zwischenzeit kolloidales Silber genutzt. Ich fing an, ungefähr 100 ml pro Tag zu nehmen. Nach einem Monat fragte ich meinen Arzt, was er davon hält. "Stopp es sofort!"
Er wusste nichts von kolloidalem Silber. Wir sind daraufhin nach Seattle gefahren, um auf der Transplantationsliste aufgeführt zu werden. Während wir dort waren, machte ich zwei Tage lang alle Tests durch. Ich ging zum Leberspezialisten, der mir sagen sollte, wo auf der Liste ich eingestuft werde.

Er grinste von einem Ohr zum anderen. Er setzte sich hin und sagte: "Einer aus einer Million!" Wir dachten, er redete über Testergebnisse. Dann sagte er: "Nein, was mit dir passiert ist, passiert lediglich in einem von einer Million Fällen." Dann sagte er die magischen Worte, dass meine Leber sich verjüngt hatte und ich keine Lebertransplantation mehr brauche!

Wir lobten den Herrn und erzählten dem Arzt von kolloidalem Silber. Er wollte unbedingt mehr darüber wissen. Ich danke Gott für kolloidales Silber. Es hat ein Wunder für mich bewirkt!" Angel aus Boulder, Montana, USA.

Verschiedene Anwendungsbeispiele durch Nutzung eines Silbergenerators

Ursprünglich kaufte ich qualitativ hochwertiges kolloidales Silber für 20 Euro, 100 ml.
Mit diesen Kosten konnte ich nicht auf eine Weise mit den Anwendungsmöglichkeiten experimentieren, wie ich es eigentlich wollte. Diese Tage sind nun vorbei, da ich einen Silbergenerator besitze und dementsprechend so oft ich will, neue Lösungen herstellen kann. Hier sind einige Anwendungsmöglichkeiten, wie ich kolloidales Silber seitdem regelmäßig verwende.

* Jeden Tag nehme ich präventiv 1 - 2 Esslöffel, um Keime oder Viren abzuwehren, mit denen ich in Kontakt komme. Ich nehme mehr, wenn ich das Gefühl habe, dass sich eine Krankheit bildet.

* Ich habe chronische Verstopfung der Nasengänge sowie chronische Nasennebenhöhlenentzündungen. Dies hat sich auf ein Minimum reduziert, da ich einmal morgens und einmal abends kolloidales Silber in meinem Neti Pot anwende. Ich mache zwei Spülgänge nacheinander. Der Erste ist nach üblichen Richtlinien (kein kolloidales Silber). Den Zweiten mache nur mit einem Hauch des Salzes und der Hälfte kolloidalem Silber. Solange ich diese Anwendung konsequent anwende, habe ich keine Infektionen.
Wenn ich jedoch faul werde und diese Routine ein paar Tage hintereinander ausfallen lasse, sind die Probleme wieder genauso präsent wie zuvor.

* Ich tropfe 1 - 3 Mal am Tag einen oder zwei Tropfen kolloidales Silber in meine Augen, wenn sie sich durch Allergien kratzig anfühlen. Es ist erstaunlich, wie schnell sich die Augen besser fühlen, wobei manches Mal lediglich eine Dosis genügt.

* Ein Zungenpiercing heilte schnell durch die Anwendung von kolloidalem Silber.
Zwischen dem Spülen und dem Auftragen von "Tropfen" direkt auf das Piercing wurden Schmerzen und Entzündungen drastisch reduziert. Wir haben auch bemerkt, dass die Heilungszeit insgesamt verkürzt wurde! Das Spülen wurde 2 Mal am Tag durchgeführt und die Tropfen wurden 2 - 3 Mal pro Tag aufgetragen, bis die Einstichstelle des Piercings ausgeheilt war. Alle Piercings, auf denen wir kolloidales Silber verwendet haben, haben auf diese Weise reagiert.

* Ich verwahre ständig etwas kolloidales Silber in einer Sprühflasche auf, damit ich es in meinem Haus und auf Oberflächen versprühen kann, um Keime abzutöten. Besonders, wenn jemand mein Haus betritt, der eine Erkältung oder eine andere Krankheit hat, lohnt es, das Silberwasser zur Luftreinigung und Desinfektion von Türgriffen etc. anzuwenden.

* Ich habe kolloidales Silber auf eine Verbrennung gesprüht, die ich an meinem Ofen erhalten habe, und war wirklich erstaunt, wie schnell der Schmerz nachließ. Ich habe 2 - 3 Mal am Tag die Verbrennung besprüht und eine bemerkenswert kurze Heilungsdauer erfahren.

* Ich habe kolloidales Silber bei verschiedenen Schnitten, Kratzern und Katzenkratzern verwendet. Es gab keinerlei Infektionen. Ich benutze eine Sprühflasche oder ein Wattestäbchen zum Auftragen.

* In regelmäßigen Abständen tränke ich meine Fingernägel für ca. 10 Minuten in eine kleine Schüssel mit kolloidalem Silber. Dies tötet alle Bakterien, Keime oder Viren ab, die sich unter dem Nagel verbergen können.

* Ich habe kolloidales Silberwasser in meinem Luftbefeuchter für die Nacht, um die Luft zu reinigen und kolloidales Silber einzuatmen.

Wenn ich eine beginnende Bronchitis fühle, lasse ich den Luftbefeuchter während des Tages laufen und erhöhe den Anteil an Silber.

* Ein gestörter Magen oder Durchfall verschwindet schnell mit kolloidalem Silber.
Je nachdem, wie schlimm es ist, habe ich bis zu 4 Mal am Tag 200 ml eingenommen.

* Meine Haustiere verursachen horrend hohe Arztkosten! Ich kann es mir einfach nicht leisten, meine Haustiere für jedes noch so kleine Problem, wie Augeninfektionen, Ohrenentzündungen, Hautirritationen und Abszesse zum Tierarzt zu bringen.
Ich besitze 5 Katzen und 1 Hund, und die Behandlung meiner Haustiere mit kolloidalem Silber hat mir jede Menge Geld erspart! Hier einige Beispiele:

* Meine Katzen sind Hauskatzen, jedoch ist ihnen auch gestattet in die Natur zu gehen, was sie ab und an nutzen. Die Katzen nehmen so ständig Parasiten und andere Mikroben auf. Ich stelle sicher, dass jede Katze mindestens dreimal pro Woche eine Dosis kolloidales Silber erhält. Ich lege 1/4 Teelöffel in ein Schnapsglas, sauge es in eine Medikamentenspritze und spritze es dann direkt in den Mund. Sie haben jede ihre eigene Spritze und so weiß ich, dass jeder von ihnen ihre Dosis bekommen hat, zusammen mit ihren individuellen Nahrungsergänzungen, die ich ihnen verabreiche.
Sie lieben Naturjoghurt, daher habe ich das kolloidale Silber an manchen Tagen einfach in den Joghurt getan! Wenn meine Katzen sich nicht so gut fühlen, gebe ich ihnen jeden Tag
2 - 3 Mal täglich kolloidales Silber in der obigen Dosierung.

* Augeninfektionen durch Reizstoffe oder ein zerkratztes Auge: Ich benutze eine Pipette, um 1 - 2 Tropfen Silber das Auge zu träufeln. Diese Anwendung mache ich 2 Mal am Tag für
2 - 3 Tage (beziehungsweise länger, wenn nötig).

* Eine meiner Katzen hatte Allergien und entwickelte dementsprechend an unterschiedlichen Bereichen ihres Körpers Hautirritationen. Je nachdem, wo sich der Bereich befindet, wende ich

entweder kolloidales Silber per Sprühlösung an oder trage es einmal täglich mit einem Wattestäbchen auf die Reizung auf. Sobald die Irritation wieder unter Kontrolle ist, muss ich es nur noch jeden zweiten Tag auftragen, um den Zustand beizubehalten.

* Eine meiner anderen Katzen war in einen Kampf verwickelt gewesen. Es entwickelte sich ein Abszess. Als der Abszess schließlich aufbrach, war dieser mit grünem Eiter gefüllt.
Ich habe sofort eine kolloidale Silberdusche gemacht und mit einer Spritze das Silber aufgetragen. Ich wiederholte dies zweimal am Tag für die ersten Tage, in Kombination mit 1 Teelöffel Silber intern, zweimal am Tag. Ich reduzierte beide Behandlungen für einige Tage auf einmal pro Tag. Der Abszess klärte sich schnell wieder auf und meine Katze war wieder aktiv.

* Ich habe einen Golden Retriever, der jeden Sommer aufgrund von übermäßigem Schwimmen, Ohrinfektionen entwickelt. In der Vergangenheit behandelte ich ihn mit Medikamenten vom Tierarzt. Er wurde im Grunde den ganzen Sommer über mit diesen Medikamenten behandelt, da wir unseren eigenen Pool haben und fast jeden Tag schwimmen. Jetzt behandle ich ihn stattdessen mit kolloidalem Silber. Nachdem er den Tag über geschwommen ist, gebe ich 3 - 4 Tropfen in jedes Ohr, massiere sein Ohr für eine oder zwei Minuten und lasse ihn dann den Kopf schütteln. Es funktioniert. Keine weiteren Infektionen mehr.

* Der gleiche Golden Retriever (90 kg) erhält ebenfalls dreimal wöchentlich kolloidales Silber, innerlich. Ich gebe ihm ca. 1 1/2 - 2 Esslöffel in seinen Joghurt. Es gibt so viele Möglichkeiten, kolloidales Silber zu verwenden. Ich habe generell festgestellt, dass es in Ordnung ist, mit einer Dosierung zu experimentieren, um herauszufinden, was funktioniert, weil es keine festgelegte Regel gibt, außer dem gesunden Menschenverstand.
Das kolloidale Silber, von dem ich in den bisher beschriebenen Beispielen gesprochen habe, ist eine 7 - 10 ppm Konzentration und wird mit einem Silbergenerator hergestellt.

MRSA in Dekubitus an Bein

Ein weiterer Anwendungsfall beschreibt einen sehr schwerwiegenden Fall, der durch kolloidales Silber geheilt werden konnte.

"Ich habe einen Freund, der weit über 500 Pfund schwer ist. Mein Auto ist das Einzige im Bekanntenkreis, in dem er bequem fahren kann und welches den Anhänger mit seinem riesigen elektrischen Rollstuhl transportieren kann. Aus diesem Grund bin ich derjenige, der ihn zu seinen Arztterminen (45 Kilometer entfernt) bringt.

Er litt an MRSA in Dekubitus an seinem Bein, das 8 Jahre lang nicht geheilt war.
Bei einem Arzttermin sagte sein Arzt, wir müssten über eine Amputation seines Unterschenkels nachdenken, um die MRSA in Schach zu halten. Ich drückte Bedenken aus, dass wir, wenn wir sein Wundliegen nicht heilen könnten, eine Amputation dies nun heilen könnte. Mir wurde gesagt, dass die MRSA nicht direkt unter dem Knie angesiedelt wurde und die Haut dort heilen würde. Aber ich war skeptisch. Ich wusste auch nicht, wie er mit der Anästhesie umgehen würde, da er nicht in der Lage war, sich für längere Zeit flach hinzulegen.

Also bat ich den Arzt, mich einen Monat lang etwas ausprobieren zu lassen, und er sagte nur: "An diesem Punkt haben wir nichts zu verlieren, außer seinem Bein." Er sagte, er werde ein Rezept für ein anderes hochwirksames Antibiotikum (Zithromax) einholen.
Die Geschichte zeigte uns, dass die Progression des MRSA verlangsamt wurde, solange er bei der Antibiotikabehandlung blieb. Aber innerhalb von zwei Wochen nach der Absetzung des Antibiotikums würde er wieder sehr krank werden.

Als wir nach Hause fuhren, erklärte ich meinem Freund meine Idee von kolloidalem Silber.
Das war an einem Donnerstag, glaube ich. Ich gab ihm einen Liter Silber zum Trinken und einen Liter für seine Wunden. Ich sagte ihm, er solle zweimal am Tag einen "Drink von ungefähr einer 1/4 Tasse" nehmen. Ich bat ihn auch, seine Hauskrankenschwester (die

jahrelang mit ihm zusammengearbeitet hatte), dazu zu bringen, den Verband damit zu tränken, wenn sie seine Wunden versorgte.

Am Montag rief er die Arztpraxis an, um herauszufinden, warum sie die Antibiotika nicht eingefordert hatten. Die Krankenschwester ging ans Telefon und fragte, warum er nicht im Krankenhaus sei. Der Arzt hatte angenommen, dass er direkt ins Krankenhaus ging, als wir sein Büro verließen. Die Krankenschwester erzählte meinem Freund, dass er sofort ins Krankenhaus musste, da die Blutuntersuchungen im Büro bei seinem letzten Termin zeigten, dass er nur noch wenige Tage zu leben hatte.

Er rief mich an und wir eilten ins Krankenhaus. Die Tests dort ergaben, dass keine MRSA mehr bestand. Der Arzt konnte es nicht glauben. In den nächsten Wochen sah die häusliche Krankenpflegerin, dass sich seine Wunden verzogen. Sie war erstaunt, dass die Haut wieder granulierte und in einen vollständigen Heilungsprozess überging.

Dann wurde mein Freund krank und schwindlig. Die neueste Untersuchung zeigte, dass die Dosierung seiner aktuellen Bluthochdruckmedikamente zu hoch war. Ich sagte meinem Freund, er solle die Blutdruckwerte senken, aber das Silber beibehalten. Seine Tochter und sein Schwiegersohn begannen, die Propaganda über Silber im Internet zu lesen und überzeugten ihn, sich vom Silber fernzuhalten und wollten es ihm wegnehmen. Innerhalb von zwei Wochen war er wieder hypertensiv und krank. Er musste zurück ins Krankenhaus auf die Intensivstation.

Ich bin glücklich zu berichten, dass er immer noch sein Bein hat und er an einem Gewichtsverlustprogramm in einem Pflegeheim teilgenommen und so über 40 Kilogramm abgenommen hat.

Ich wünschte, wir hätten an seinen Wunden arbeiten können, aber die medizinische Einrichtung lässt generell kein kolloidales Silber auf Bandagen und Verbänden zu.

Nach dieser Erfahrung kann man nicht mehr sagen, dass man an Silber glaubt, sondern weiß, dass es funktioniert."

4. Dosierung

Dosierungsempfehlungen für kolloidales Silber

Die Dosierung hängt heutzutage mehr von dem Zweck ab, warum man die Lösung zu sich nimmt, als von der Lösung selbst. Zum Beispiel, wenn Sie die kolloidale Silberlösung einfach als Mineralergänzung nehmen, ist die "Standarddosierung" ein Esslöffel von 50 ppm angereichertem kolloidalem Silber.

Während viele Menschen dieses kolloidale Silber als tägliches Präparat einnehmen, nehmen andere es nur auf der Grundlage eines vorhandenen Bedarfs. In solchen Fällen beträgt die allgemein akzeptierte kolloidale Silberdosis während eines Zeitraums von 24 Stunden ungefähr 500 ml. Dies wird "therapeutische" kolloidale Silberdosierung genannt und ist sicher, wenn sie nicht über längere Zeiträume eingenommen wird.

Bei akutem Zustand ist eine erhöhte Dosis notwendig

In Fällen, in denen eine akute Krankheit oder ein plötzlicher Kontakt mit einem Schadorganismus (wie Milzbrandsporen) auftritt, haben Heilpraktiker oft empfohlen, die "Standarddosis" in einem Zeitraum zwischen 30 bis 45 Tagen zu verdoppeln (oder sogar zu verdreifachen), um allgemeinen Schutz zu bieten, und dann wieder auf eine geringere Dosis zur Erhaltung zu reduzieren. Unter akuten Bedingungen lagen die aufgenommenen Mengen irgendwo zwischen 20 bis 500 ml pro Tag.

Wenn Lösungen oral eingenommen werden, werden Lösungen von kolloidalem Silber direkt aus dem Mund in die Blutbahn absorbiert und dann schnell zu den Zellen des Körpers transportiert. Das Halten oder Schwenken der Lösung unter der Zunge für ungefähr 30 Sekunden vor dem Schlucken kann zu einer schnelleren Absorption führen, und das Silber kann sich in den Körpergeweben in ausreichenden Mengen innerhalb von 3 bis 4 Tagen ansammeln, um Vorteile zu erzielen.

Um den unteren Verdauungstrakt zu erreichen, fügen Sie einen Teelöffel kolloidales Silber zu 500 ml destilliertem Wasser hinzu und trinken es 5 Tage lang. Kolloidales Silber wird nach einigen Wochen durch Nieren, Darm und Lymphsystem ausgeschieden.

Es ist auch wichtig, täglich mehrere Gläser möglichst reines Wasser zu sich zu nehmen, wenn kolloidales Silber verwendet wird, um den Körper von Giftstoffen zu befreien.

Mindestens 1 Liter möglichst reines Wasser pro Tag - destilliertes Wasser ist am besten

Wenn Ihr Körper jedoch extrem krank oder giftig ist, versuchen Sie nicht, den Körper zu schnell zu reinigen. Wenn Krankheitserreger zu schnell zerstört werden, können die fünf Ausscheidungskanäle des Körpers (Leber, Nieren, Lunge, Darm und Haut) vorübergehend überlastet werden, was zu einer "Heilungskrise" führt (allgemein beschrieben, als "schlechter fühlen, bevor man sich besser fühlt" - Herxheimer Reaktion).
Symptome wie Kopfschmerzen, Schwindel, Übelkeit, extreme Müdigkeit, Muskelschmerzen und andere grippeähnliche Bedingungen können auftreten. Wenn dies der Fall ist, reduzieren Sie die Aufnahme von kolloidalem Silber, während Sie die Menge an destilliertem Wasser erhöhen.

In jedem der obigen Beispiele gilt die Dosierung nur, wenn die Lösung oral eingenommen wird.

Kolloidales Silber kann auch als topische, oberflächliche Behandlung verwendet werden. Um kolloidales Silber topisch zu verwenden, um Hautinfektionen zu bekämpfen und Wunden schneller heilen zu lassen, tragen Patienten gewöhnlich eine kleine Menge des Produkts regelmäßig auf den infizierten Bereich auf. Viele Anwender vermelden Erfolg, indem sie den Weichteil einer Bandage mit kolloidalem Silber befeuchten und auf den betroffenen Bereich auftragen. Manche

Krankenhäuser tun erstaunlicherweise das Gleiche, indem sie mit Silber infundierte Bandagen verwenden. Man sollte sich immer wieder vergegenwärtigen, dass kolloidales Silber keine nachgewiesenen Nebenwirkungen aufweist.

Wer jedoch auf Silber allergisch reagiert, sollte selbstverständlich auf Silberprodukte verzichten. Manche Menschen können Hautausschläge, Schmerzen und grippeähnliche Symptome nach der Einnahme von kolloidalem Silber verspüren. Das ist keine negative Reaktion auf das Silber selbst, sondern das gleiche Symptom, welches zuvor als Herxheimer Reaktion benannt wurde.
Um eine allergische Reaktion zu prüfen, was sich insbesondere bei hypersensitiven Personen anbietet, kann man Silber in der Armbeuge per Hautkontakt austesten.

Kolloidales Silber ist für Kinder vollkommen sicher, und viele haben die Lösung entweder oral oder topisch in den Augen und Ohren kleiner Kinder ohne Nebenwirkungen angewendet.

Generell kann man also problemlos kolloidales Silber entsprechend des Körpergewichts prozentual runterdosieren und genauso wie beim Erwachsenen anwenden.
Es werden Erfolge berichtet, die bereits im präventiven Bereich anfangen, wenn es zum Beispiel darum geht, sich auf Reisen vor Infektionskrankheiten zu schützen. Ein wenig Silber in die Trinkflasche des Kindes eingefüllt, kann helfen Magen und Darm, sowie das gesamte Immunsystem optimal zu unterstützen.

Dosierungsbeispiele

Dosierung für Erwachsene: Erhaltungsdosis 10 ml zweimal täglich (morgens und abends)

Akute Beschwerden

20 ml viermal am Tag für zwei Tage, dann zweimal täglich 20 ml für zwei Tage, dann wieder zurück zur Erhaltungsdosis.

Dosierung für Kinder von 2 bis 10 Jahren

Erhaltungsdosis: 5 ml zweimal täglich (morgens und abends)

Leiden an akuten Beschwerden

5 ml viermal täglich, zwei Tage lang, dann 5 ml dreimal täglich zwei Tage lang, dann wieder auf Erhaltungsdosis umstellen.

Dosierung für Babys 1 Monat - 2 Jahre

Erhaltungsdosis - Sprühen Sie einmal täglich kolloidalen Silbernebel auf den Bereich, den sie einatmen.

Bei spezifischen Beschwerden

2,5 ml zweimal täglich (morgens und abends).
Dosierung für Neugeborene 0 - 1 Monat - für alle Beschwerden:
Sprühen Sie bis zu 3 x täglich die Atemluft ein.

Kolloidale Silbergel-Dosierungen

Tragen Sie kolloidales Silbergel 2 bis 3 Mal täglich auf die betroffene Stelle der Haut auf.

Tiere

Kann direkt auf die Haut Ihres Tieres oder auf eine Bandage für Schnitte und Wunden aufgetragen werden. Es kann auf Schuppenflechte, Schnitte, Kratzer, schuppige Haut angewendet werden - die Liste ist schier endlos und wird sozusagen lediglich durch die Vorstellung der möglichen Verletzungen begrenzt.

Dosierung für Haustiere und andere Tiere

Kolloidale Silberflüssigkeit kann Ihrem Haustier gegeben werden, indem Sie es über das Futter streuen, es in Trinkwasser geben oder mit einer Spritze direkt in den Rachen spritzen.

Dosierung für Hunde - Erhaltungsdosis

Klein: Erhaltungsdosis 10 ml pro Tag
Mittel: Erhaltungsdosis 15 ml pro Tag
Groß: Erhaltungsdosis 20 ml pro Tag

Leiden an akuten Beschwerden

Klein: 10 ml, 3 x Mal pro Tag für die ersten drei Tage, dann 10 ml, 2 x Mal pro Tag für die nächsten zwei Tage, dann zurück zur Erhaltungsdosis.
Medium: 15 ml, 3 x Mal pro Tag für drei Tage.

Katzen

Erhaltungsdosis - 5 ml pro Tag.
Leiden sie an spezifischen Beschwerden - 5 ml, 3 Mal pro Tag für die ersten drei Tage, dann 5 ml, 2 Mal pro Tag für die nächsten zwei Tage, und dann zurück zur Erhaltungsdosis.

Pferde

Erhaltungsdosis - 20 ml pro Tag
Leiden sie an spezifischen Beschwerden - 20 ml, 3 Mal täglich für die ersten drei Tage, dann 20 ml, 2 x täglich für die nächsten zwei Tage, dann wieder auf die Erhaltungsdosis.

Fohlen & Kälber

Kälber: 15 ml zweimal täglich (mit einer Spritze, um die Flüssigkeit direkt in den Mund zu spritzen) für die ersten fünf Tage, dann 15 ml einmal täglich, bis zur Genesung.

Vögel

1/2 Teelöffel Trinkwasser täglich.

Fische

Ein halber Teelöffel pro 20 Liter Aquarienwasser jeden zweiten Tag für eine Woche. Wenn die Hautprobleme anhalten, setzen Sie diese Behandlung fort und wechseln einmal pro Woche 50 % des Wassers.

5. Kolloidales Silber lagern

Kolloidale Silberprodukte können bei falscher Lagerung abgebaut werden. Dinge wie längere Sonneneinstrahlung, durch elektrische Geräte und Metalloberflächen und Gegenstände verursachte Magnetfelder können die Wirksamkeit des kolloidalen Silbers beeinträchtigen.

Aus diesem Grund stellt man bestenfalls möglichst frisch, zum Beispiel wöchentlich kolloidales Silber her. Zur Herstellung von Verdünnungen oder Kombinationen mit anderen Mitteln kann man bedenkenlos Glas- beziehungsweise Porzellangefäße verwenden.

Silber als Flüssigkeit

Als Flüssigkeit gibt es Silber in Flaschen oder Roll-On-Sticks. Für eine möglichst lange Haltbarkeit sollte die Flüssigkeit in einer Braunglas- oder einer HDPE-Flasche gelagert werden. Die Flasche sollte selbstverständlich gut, d. h. luftdicht verschlossen und ebenso vor Licht geschützt aufbewahrt werden.

In Gel-Form

Generell kann man kolloidales Silber in Gel einrühren. Oder es direkt zubereitet beziehen. Oftmals mit Aloe vera Gel gemischt.

Creme

In diesem Fall kann man auch Aloe als Basis nutzen, und zwar als Creme. Dafür 1 Teil von Silber abgemessen und 3 Teile Aloe vera Creme hinzugefügt. Diese beiden Komponenten können in einer Schüssel oder ähnlichem Behälter vermischt werden. Die Mischung wird nun in einen anderen Behälter für die einfache Nutzung und Lagerung gegossen. Die Lagerung findet in einem luftdichten Behälter, geschützt vor Hitze oder Sonnenlicht statt. Der beste zu verwendende Behälter ist ein Glasbehälter mit einer dunklen

Oberfläche. Dies hält das Sonnenlicht und andere Licht- oder Wärmequellen von der Silbercreme fern. Dieser Behälter ist an einem kühlen Ort aufzubewahren. Nun kann die Silbercreme auf den betroffenen Bereich aufgetragen werden. Eine zusätzliche Menge kann etwa nach einer Stunde der ersten Anwendung eingerieben werden.

6. Qualitätskontrolle

Der Zweck dieses Kapitels ist es, das Niveau des öffentlichen Wissens auf ein höheres Maß zu erheben. Wissen ist Macht, und die Öffentlichkeit muss die Wahrheit über echtes kolloidales Silber kennen.

Das Erste, was man zur Qualität von kolloidalem Silber wissen sollte, ist, dass mindestens vier verschiedene Produkte auf dem Markt KOLLOIDALES SILBER genannt werden.

Verschiedene Arten von Silber auf dem Markt erhältlich

Elektrokolloidales Silber

Die erste Art von Produkt ist die klassische, ursprüngliche Art, die gewöhnlich als "elektro-kolloidales Silber" bezeichnet wird. Dieses Produkt wird entweder durch die "Elektrolichtbogenmethode" in entionisiertem Wasser oder durch die "Niederspannungselektrolysemethode" in destilliertem Wasser hergestellt.

Dieses Produkt wird üblicherweise in Konzentrationen zwischen 3 - 5 ppm (Teile pro Million), manchmal jedoch bis zu 100 ppm, gefunden. Richtig hergestellt besteht dieses Produkt aus mikroskopisch kleinen Partikeln aus reinem, elementarem Silber, das in Wasser suspendiert ist und keine anderen Elemente enthält. Jedes Silberpartikel trägt eine positive elektrische Ladung. Auf diese Weise hergestelltes kolloidales Silber erscheint entweder transparent-klar oder transparent-hellgelb.

Silberprotein

Der zweite Artikel heißt korrekterweise "mildes Silberprotein". Dieses Produkt bindet chemisch mikroskopisch kleine Silberpartikel an ein Proteinmolekül. Es wird normalerweise in Konzentrationen zwischen

20 - 40 ppm gefunden. Ihr Aussehen kann transparent-klar oder bernsteinfarben sein.

Silbersalze

Das Dritte sind "Silbersalze". Diese Produkte können entweder chemisch oder elektrochemisch hergestellt werden und erzeugen normalerweise eine Form von Silber,
die sich im Wasser auflöst. Die Konzentrationen liegen zwischen 50 und 500 ppm. Sein Aussehen ist transparent-klar. Die Silberteilchen tragen eine POSITIVE elektrische Ladung, aber fast immer enthalten diese Produkte andere Elemente beziehungsweise Verbindungen als Silber.

Pulverisiertes Silber

Der vierte Artikel wird manchmal als "pulverisiertes Silber" bezeichnet. Dieses Produkt wurde von Russen entwickelt und wird hergestellt, wenn ein reiner Silberdraht schnell durch eine elektrische Hochspannungsentladung zersetzt wird, ähnlich wie bei einer alten Blitzlampe. Der mikroskopische Silberstaub wird gesammelt und entweder in Wasser gelöst oder Salben und Cremes zur topischen Anwendung zugesetzt. Die Konzentrationen reichen von 100 bis 500 ppm.

Silber ist nicht gleich Silber

Alle diese Produkte arbeiten in einem gewissen Grad als Antibiotika mit breitem Spektrum, da sie alle mikroskopisch kleine Silberpartikel enthalten. Das heißt, es ist wichtig, eine Reihe von Dingen zu verstehen: 1) diese Produkte sind nicht alle "kolloidalen Suspensionen" von Silber, 2) diese Produkte verhalten sich nicht alle gleich im Körper oder in Labortests,
3) Wirksamkeit und Dosierung variiert von Produkt zu Produkt.

Qualität variiert, Standards nicht vorhanden

4) Qualität variiert von Produkt zu Produkt und von Charge zu Charge mit dem gleichen Produkt, und 5) sie sind nicht alle einheitlich sicher und ungiftig. Es gibt keine Industriestandards, die die Hersteller freiwillig befolgen, um die Qualitätskontrolle zu gewährleisten, und es gibt keine staatliche Regulierung der Branche.

Auf der anderen Seite gibt es Millionen und Abermillionen von zufriedenen Anwendern von kolloidalem Silber, die weiterhin freien Zugang zum Produkt haben möchten und eine wachsende Zahl von Herstellern, die mit einer großen Vielfalt neuer Produkte den Markt fluten.

Deswegen lässt sich bis dato zusammenfassen, wie bereits eingangs gesagt:
Wissen ist Macht!

Teilchenmessgeräte TDS (ppm-Meter) schaffen Transparenz

Sie sollten unbedingt in der Lage sein, den ppm-Gehalt der jeweils angesetzten Lösung zu kennen. Dies kann man am einfachsten per TDS-Messgerät erzielen. Diese kosten meist unter 10 Euro und sind je nach Marke mehr oder weniger genau und variieren auch in ihrer Langlebigkeit. Sie zeigen die Teilchen an, welche sich in der Lösung befinden. Umso weniger, desto besser. Kolloidales Silber sollte möglichst in einem Wasser ohne weitere Teilchen angesetzt werden, weshalb sich destilliertes Wasser empfiehlt. Ist dieses nicht zur Hand, kann man unter Umständen, bei guter Filterleistung, auch ein Umkehrosmosesystem nutzen, um sein eigenes Wasser zu filtern. Dabei sollte der Gehalt von Teilchen im Wasser nicht mehr als 10 Parts per Million betragen, wobei dies eher der Ausnahmefall, anstatt die Regel sein sollte. Besser ist es unter 5 ppm aufzuweisen. Must-have für diejenigen, die mit kolloidalem Silber die Verantwortung für ihre eigene Gesundheit aktiv in die Hand nehmen.

7. Kolloidales Silber herstellen

Produzieren Sie Ihr eigenes Silber

Der einfachste Weg, die vorgenannten Faktoren zu kontrollieren, besteht darin, sich das kolloidale Silber selbst herzustellen. Auf diese Weise wissen Sie genau, wie es um die Qualität des Silbers steht, ohne aufwendige Labortests. Dies geht wie gerade beschrieben, recht simpel mit einem TDS-Messgerät. Ohne Labortests von kommerziellen Produkten wissen Sie ansonsten nicht viel mehr, als was auf dem Etikett steht, weil die Qualitätskontrolle von Charge zu Charge mit den meisten Marken sehr stark variiert. Wenn Sie es selbst herstellen, werden Sie echtes "kolloidales" Silber erhalten, welches das Produkt ist, auf das in der meisten Literatur Bezug genommen wird.

Wenn Sie bereits Ihr eigenes kolloidales Silber herstellen, achten Sie bitte besonders auf diesen Abschnitt, da ggf. viele der Informationen, die Sie bis dato als korrekt anerkannt haben, möglicherweise falsch sind.

Der einfachste Weg, echtes kolloidales Silber zu Hause herzustellen, ist das "Niederspannungselektrolyseverfahren".

Drei Batterien und das Niederspannungselektrolyseverfahren

Einige Batterien können an Silberelektroden angeschlossen werden, welche in ein Glas Wasser gehangen werden. Dieser Prozess führt dazu, dass kleine Silberpartikel von den Elektroden gelöst werden und in das Wasser eindringen. Diese überraschend einfache Methode ist sehr leicht falsch zu durchzuführen, und die meisten Menschen, die kolloidales Silber zu Hause machen, produzieren ein minderwertiges Produkt.

Wenn Sie dies selbst tun, ist es zunächst sehr wichtig, die Reinheit des Wassers zu kontrollieren, da die Reinheit des Wassers einer der

Faktoren ist, der steuert, wie klein die Silberpartikel sein werden. Es sollte nur hochwertiges DESTILLIERTES Wasser verwendet werden. Sie können kein gereinigtes oder gefiltertes Wasser verwenden, da es immer noch zu viele gelöste Mineralien enthält. Sie können kein entionisiertes Wasser verwenden, da es den Strom nicht gut genug leitet, um die Reaktion zu starten. Destilliertes Wasser ist einfach perfekt, um die Reaktion langsam zu starten und es richtig ablaufen zu lassen.

Je wärmer das Wasser, desto schneller die Reaktion

Eine andere Variable, die die Partikelgröße beeinflusst, ist die Wassertemperatur. Je wärmer das Wasser ist, desto schneller wird die Reaktion stattfinden und desto kleiner werden die Partikel sein.

Bitte kein Salz hinzufügen

Unabhängig davon, ob irgendjemand das Gegenteil gesagt hat, wird sich IMMER Silberchlorid bilden, wenn irgendeine Salzmenge vorhanden ist. Fügen Sie dem Wasser niemals etwas hinzu, das die Leitfähigkeit des Wassers erhöht. Geben Sie niemals Salz oder Meersalz zu dem destillierten Wasser, da das Salz Chloridionen in das Wasser gibt, die mit dem Silber reagieren, um Silberchlorid zu bilden. Ein weiteres schwerwiegendes Problem tritt bei der Herstellung von kolloidalem Silber mit Salz im Wasser auf.

Salz erhöht die elektrische Leitfähigkeit des Wassers und beschleunigt die Reaktion dramatisch

Wenn die Reaktion unter diesen Umständen beschleunigt wird, erzeugt sie größere Teilchen. Das produzierte Produkt ist stets trüb-weiß.
Aktuelle elektronenmikroskopische Aufnahmen dieses Materials zeigen Silberteilchen im Bereich von 0,05 bis 0,15 μm. Diese Teilchen sind ZU GROSS, um eine kolloidale Suspension zu bilden und der Beweis ist, dass sich das Material in einer sehr kurzen Zeitdauer auf

dem Boden des Behälters absetzen wird. Daher kann dieses hausgebrühte "kolloidale Silberprodukt" aus zwei Gründen gefährlich im Inneren sein: das Vorhandensein von Silberchlorid und die Produktion großer Partikel.

Beste Spannung liegt bei 30 Volt

Die beste Spannung für die Reaktion ist 30 Volt, weil die Elektroden bei dieser Spannung am saubersten laufen. Wenn Sie ein kleines Netzteil haben, stellen Sie es auf 30 Volt ein. Wenn Sie mit Batterien arbeiten, ist es am besten, mit 36 Volt (drei 12-Volt-Batterien oder vier 9-Volt-Batterien) zu beginnen und die Batterien von dort ablaufen zu lassen. Eine Alternative dazu ist, aufladbare Batterien zu nutzen und diese nach Bedarf wieder auf eine entsprechende Ladung zu erhöhen. Wenn man die Silberelektroden in einem einheitlichen Abstand voneinander hält, erhält man ein besseres Produkt.

Wenn 30 Volt an Silberelektroden angelegt werden, die in destilliertem Wasser gleichmäßig voneinander getrennt sind, entsteht ein völlig anderes Ereignis. Erstens läuft die Reaktion sehr langsam ab. Oft scheint in den ersten 15 Minuten nichts zu passieren. Dann beginnt sich, ein schwacher gelber Nebel zu bilden. Innerhalb weniger Minuten wird die Reaktion beschleunigt, aber die produzierten Partikel werden mit einer Taschenlampe goldgelb sein. Unter Verwendung dieses Verfahrens können circa 200 ml destilliertes Wasser bei Raumtemperatur in 20 bis 25 Minuten zu einem 3 - 5 ppm kolloidalem Silberpräparat verarbeitet werden. Auf diese Weise kann kolloidales Silber sehr günstig hergestellt werden.

Elektronenmikroskopische Fotografien dieses Produkts zeigen eine Silberpartikelgröße im Bereich von 0,001 bis 0,004 Mikron. Während der Herstellung ist die Partikelwolke goldgelb. Diese Teilchen hängen in dem Wasser, in dem sie erzeugt werden, und fallen zum größten Teil nicht auf den Boden des Glases. So sieht ein "kolloidales" Silberpräparat aus. Nachdem sich die Partikel verteilt haben, sieht das Wasser wieder klar aus, kann aber leicht gelb werden, wenn die

Konzentration hoch genug ist und nachdem die Partikel gleichmäßig verteilt sind.

Die gelbe Farbe

In der öffentlichen Literatur gab es eine Menge Kontroversen bezüglich des Auftretens der "gelben" Farbe. Das beste kolloidale Silber wird aus den folgenden Gründen immer kristallklar sein.

Farbe und Klarheit

Kleinteilige Silberionen sind effektiver als Silberpartikel, sodass jedes gute Produkt einen entsprechenden Anteil an Ionen enthält. Und ein Ion ist ein Atom, dem ein Elektron fehlt, und es kann folglich nicht kleiner als ein Atom werden. In der Tat sind Ionen so klein, dass sie sich vollständig im Wasser auflösen und keine Verfärbung verursachen. Silberpartikel sollten eine extrem kleine Größe haben, die kein Lichtspektrum reflektieren und daher die Flüssigkeit klar halten.

Jedes Mal, wenn Sie kolloidales Silber mit Färbung sehen, normalerweise entweder gelb oder braun, kennen Sie mindestens eine von zwei möglichen Tatsachen:
1) entweder sind die Partikel groß genug, um das Lichtspektrum zu reflektieren, oder
2) es gibt eine Art von Additiv. Keiner dieser Fälle ist erwünscht und somit ist vor der Einnahme von kolloidalem Silber zu warnen, welches nicht klar ist. Die gefärbten Sorten sind höchstwahrscheinlich für den externen Gebrauch sicher, wenn Sie sie also hergestellt oder sonst wie bezogen haben, müssen Sie sie nicht unbedingt gänzlich verschwenden.

8. Silbergenerator herstellen

Einführung in die Herstellung Ihres eigenen Silbers zu Hause

Dieses Kapitel beschreibt eine Möglichkeit, preisgünstig kolloidales Silber zu Hause herzustellen. Nachdem die erste Charge von kolloidalem Silber hergestellt wurde, sollten die Zweite sowie zukünftige Chargen eine Gallone hochqualitativen kolloidalen Silbers von 6 ppm bis 8 ppm in ca. anderthalb Stunden herstellen.

Die erste Charge dauert ungefähr drei Stunden, da sie nicht den Vorteil erfährt, mit bereits produzierten kolloidalem Silber "geimpft" zu werden (dieses "Impfen" ist notwendig, um einen besseren elektrischen Strom in dem destillierten Wasser zu erzeugen). Sobald die erste Charge hergestellt ist, können zukünftige Chargen "geimpft" werden, sodass es weniger Zeit in Anspruch nimmt, diese Chargen herzustellen.

Alle Statistiken in diesem Kapitel basieren auf einem 400-mA-Netzteil (400 mA). Sollte jemand ein 800-mA-Netzteil verwenden, sind die erforderlichen Zeiten wahrscheinlich entsprechend kürzer.

Die Stromversorgung

Es gibt einige wichtige Aspekte bei dieser Methode, wobei jedoch der Schlüssel eine 12 Volt Gleichstromversorgung ist. Hier sind die entsprechenden Spezifikationen:

Eingang (Standardsteckdose in den USA):
120 Volt Wechselstrom
60 Hz
20 Watt

Ausgabe:
12 Volt DC

400 mA (Milliampere)
Der Ausgangsstrom kann tatsächlich irgendwo zwischen 400 mA und
800 mA angesetzt werden.
Um dieses Kapitel zu schreiben, wurden 400 mA verwendet.

Eine physikalisch visuelle Beschreibung des Aufbaus: Es handelt sich
hierbei um Netzteile, die aus einer kleinen schwarzen Box bestehen,
wobei der Stecker direkt aus der Box herausragt. Mit anderen Worten:
Die Box wird direkt in die Wand gesteckt. Es gibt zwei lange Drähte,
die aus der Box herausragen. Was sich am anderen Ende der Drähte
befindet, ist nicht relevant, da Sie die Enden abschneiden und die
beiden Drähte abisolieren (offensichtlich, während das Netzteil nicht
angeschlossen ist).

Solche Netzteile sollten bei jedem Elektrofachhandel erhältlich sein.
Sie können in großen Mengen über das Internet zu sehr günstigen
Preisen gekauft werden.

Die Silberdrähte

Die Silberdrähte sollten aus reinem Silberdraht von 12 oder 14 Gauge
(14 Gauge werden bevorzugt) und zwischen 99,95 Prozent und
99,999 Prozent reinem Silber bestehen.
Sie sollten KEIN Sterlingsilber verwenden, da es einen hohen
Nickelgehalt enthält, der sich giftig auswirkt. Stellen Sie sicher, dass
Sie reinen Silberdraht kaufen.

Es gibt mehrere Anbieter von Silberdraht. Man sollte beachten, dass
der Silberdraht, ggf. in einer fortlaufenden Länge gekauft wird, damit
man sich mehrere Sets von gleich langen Stäben anlegen kann.

ZU ALLEN ZEITEN, AUSSER DEM HERSTELLEN DES KOLLOIDALEN SILBERS, SOLLTEN DIE SILBERSTÄBE VOR JEDEM LICHT GESCHÜTZT WERDEN

ZU ALLEN ZEITEN, AUSSER DEM HERSTELLEN DES KOLLOIDALEN SILBERS, SOLLTEN DIE SILBERKABEL VOR JEDEM LICHT GESCHÜTZT WERDEN. SIE SOLLTEN VERPACKT UND GESCHÜTZT WERDEN, DAMIT SIE NIEMALS BELEUCHTET SIND. SILBER WIRD CHEMISCH AUF LICHT REAGIEREN.

Die Gläser

Sie benötigen ein 1-Gallonenweithalsglas. Es ist wichtig, dass dieses Glas aus reinem Glas und nicht aus Plastik besteht. Kunststoff kann eine statische Ladung erzeugen.

Der einfachste Weg, ein solches Glas zu erhalten, ist, ein Glas mit eingelegtem Gemüse zu kaufen. In Lebensmittelgeschäften sind die großen Gläser in der Vorratsabteilung oder bei den eingemachten Lebensmitteln.

Sie benötigen einen Plastiktrichter, der einen sehr breiten Boden hat und einen großen Trichter mit einem schmalen Boden. Die Trichter mit breitem Boden findet man meist in einem Lebensmittelgeschäft, das eine Konservenabteilung hat oder bei einem Händler für Weinzubehör. Diese Trichter sind nicht kritisch, aber sie sind sehr praktisch, wenn man das Wasser von Glas zu Glas gießt.

Sie sollten auch einige dunkle Gläser für die Lagerung des fertigen kolloidalen Silbers besitzen. Selbst wenn Sie in der Lage sind, die bernsteinfarbenen Gläser zu kaufen, sollten Sie die Gläser trotz alledem an einem dunklen Ort aufbewahren.

Aufbau der Einheit

Sie benötigen zwei Krokodilklemmen, die zwar klein sein können, aber groß genug sind, um einen Silberdraht von 12 oder 14 Gauge aufzunehmen (dies wären mittelgroße Krokodilklemmen bei den meisten Anbietern). Normalerweise sind diese Clips in Packungen mit etwa 10 Krokodilklemmen erhältlich.

Entfernen Sie während der Montage das Netzteil vom Stromnetz, und trennen Sie das Ende des Kabels vom ursprünglichen Netzteil. Legen Sie die beiden Drähte für mehrere Zentimeter frei. Verbinden Sie eine Krokodilklemme am Ende jedes Drahtes.

Klemmen an Draht anbringen

Man kann dies durch einfaches Verzwirbeln erreichen, ein spezielles Verbindungsstück nutzen oder die Drähte verlöten. Verwenden Sie eine rote Krokodilklemme und eine schwarze Krokodilklemme für die beiden Drähte (oder zwei beliebige unterschiedliche Farben). Es spielt keine Rolle, welche Farbe bei welchem Draht angebracht wird, wobei es üblicherweise so ist, das Rot positiv und Schwarz negativ darstellt.

Optionaler Widerstand

Vielleicht möchten Sie einen 100-Ohm-Widerstand verwenden. Es gibt Vor- und Nachteile, die damit verbunden sind, einen 100-Ohm-Widerstand auf einen der Drähte zu legen. Die gute Nachricht ist, dass es das Netzteil schützt, sollten sich die zwei Silberdrähte versehentlich berühren. Die schlechte Nachricht ist, dass ein 100-Ohm-Widerstand an einem der Drähte die Zeitdauer verdoppelt, die zum Herstellen des kolloidalen Silbers benötigt wird.

Die meisten Leute werden keinen Widerstand benutzen. Sie werden das Netzteil in eine abschaltbare Steckdosenleiste stecken und mit der Steckdose verbinden.

Silberdrähte verbinden

Sie werden dann die Silberdrähte an Ort und Stelle montieren, bevor der Prozess als solches gestartet wird. Nach dem Anschließen der Silberdrähte schaltet man auch die Steckdosenleiste ein. Wenn Sie die Silberdrähte zur Reinigung entfernen müssen, schalten sie das Netzteil aus, bevor sie die Silberdrähte berühren.

Widerstand anbringen

Wenn Sie einen Widerstand verwenden, müssen Sie ihn bei einem der Drähte (es spielt keine Rolle, bei welchem) zwischen der Stromversorgung und der Krokodilklemme anbringen. Es spielt keine Rolle, in welche Richtung der Widerstand gerichtet ist. Wenn Sie eine LED verwenden, um einen Stromfluss anzuzeigen (was wirklich nicht notwendig ist), legen Sie ihn auf den anderen Draht, d. h. legen Sie ihn nicht auf den gleichen Draht.

Kleiner Handlaser zur Qualitätskontrolle

Zusätzlich empfiehlt es sich definitiv einen kleinen, batteriebetriebenen Handlaser zu kaufen, um zu sehen, wie dicht das kolloidale Silber im Wasser angereichert ist. Nachdem das kolloidale Silber 20 oder 30 Minuten lang "gekocht" hat, kann man mit dem Laser durch das Glas scheinen und den Laserstrahl senkrecht zum Strahl betrachten. Dies zeigt den Fortschritt des kolloidalen Silbers an.

Mit hölzernem Löffel umrühren

Mit anderen Worten, Ihre Sichtlinie ist senkrecht zum Laserstrahl, der durch das Wasser gerichtet ist. Sie werden bestenfalls einen langen HÖLZERNEN Löffel nutzen, um das kolloidale Silber von Zeit zu Zeit zu rühren. Das Umrühren des kolloidalen Silbers verlangsamt den Prozess jedoch etwas. Sie benötigen eine Holzplatte, um die Drähte oben auf dem Glas zu halten. Verwenden Sie auf keinen Fall Metall oder es wird die Silberdrähte kurzschließen. Verwenden Sie zum

Beispiel ein kleines Schneidebrett mit zwei 0,3 cm großen Löchern, die in der Mitte ca. 2,5 cm voneinander entfernt gebohrt sind. Setzen Sie eine Krokodilklemme auf das Ende jedes Silberdrahtes, damit der Draht nicht ins Wasser fällt. Das andere Ende des Silberdrahtes wird durch das Loch im Holz geschoben und geht ins Wasser. So wird das Holzbrett auf der Oberseite des Weithalsglases platziert und hält die Silberdrähte an Ort und Stelle. Die Krokodilklemmen sind so positioniert, dass der Silberdraht auf etwa 3 cm von der Unterseite des Glases aus herausragt.

Die Silberdrähte werden üblicherweise bis zu 30 cm lang sein, je nach verwendetem Glas.

Ausschließlich destilliertes Wasser ist zu empfehlen

Wie bereits beschrieben, ist die einzige Art von Wasser, das Sie verwenden sollten, destilliertes Wasser, das durch Wasserdestillation (nicht Umkehrosmose) destilliert wurde. Alle anderen Wasserarten haben (meist) zu viele Verunreinigungen. Es mag Ausnahmen bei qualitativen Umkehrosmoseanlagen geben, die in jedem Falle auf ihren ppm-Wert hin geprüft werden sollten. Weist dieser deutlich unter 5 auf, zum Beispiel 2 - 3 ppm kann man wohl bedenkenlos kolloidales Silber damit generieren, andernfalls jedoch höchstens im Notfall zur einmaligen Anwendung, eine Lösung generieren.

Argyria vermeiden

Während Wasserverunreinigungen sogar dabei helfen, das Herstellen des kolloidalen Silbers zu beschleunigen, können sich die Mineralien im Wasser an die Silberpartikel binden und schließlich einen Gesundheitszustand hervorrufen, der als die vorbenannte Argyria bekannt ist. Argyria ist ein Zustand, bei dem die Haut grau oder blaugrau wird, weil im Laufe der Zeit hohe Dosen von unreinem kolloidalem Silber eingenommen werden.

Zu weiteren Informationen sind Details im 2. Kapitel aufgeführt.

KEIN SALZ ODER ANDERE MITTEL ZUM WASSER

Es ist in jedem Falle sehr schwierig, diese Bedingung umzukehren, also sollte es entsprechend vermieden werden. KEIN SALZ ODER ANDERE MITTEL ZUM WASSER hinzufügen. Wie bereits erwähnt, während Salz Strom fließen lassen kann, kann es Silberchlorid erzeugen, das mit der Zeit Argyria verursachen kann. KEINE Konservierungsmittel, Mineralien, EDTA, Proteine, Gelatine, Farbstoff, Honig usw. nach der Herstellung hinzufügen.

Leitungswasser für externe Zwecke anwenden

Sie können Leitungswasser verwenden, wenn Sie das kolloidale Silber für EXTERNE Zwecke verwenden. Es ist zehnmal schneller, Leitungswasser anstelle von destilliertem Wasser zu verwenden, da es elektrische Ströme viel besser fließen lässt als destilliertes Wasser. Solch kolloidales Silber sollte jedoch nur für äußere Zwecke verwendet werden.

Schwarzes Wasser ist zu verunreinigt

Egal, welches Wasser Sie verwenden, wenn das Wasser schwarz wird, werfen Sie das Wasser weg, es enthält zu viele Verunreinigungen.

Das Wasser erhitzen

Das Wasser wird immer in zwei Teilen eingefüllt. Für den ersten Teil wird zum Beispiel ein halber Liter destilliertes Wasser in das Gefäß gegeben. Dies ist entweder destilliertes Wasser oder destilliertes Wasser aus einer Charge von kolloidalem Silber (dies wird weiter unten erläutert).

Wasser bei Raumtemperatur

So oder so ist das Wasser bei Raumtemperatur. Der Hauptgrund für das Einfüllen dieses Wassers ist, die Glaskanne nicht zu zerbrechen, wenn Sie das kochende Wasser hineingeben.
Der zweite Teil des Einfüllens der Flüssigkeit in das Glas findet dann statt, wenn Sie reines destilliertes Wasser, das auf einen niedrigen Siedepunkt erhitzt wurde, in das Glas einfüllen.

Mit anderen Worten, zuerst 1/2 Liter destilliertes Wasser oder kolloidales Silberwasser, bei Raumtemperatur, dann tiefsiedendes destilliertes Wasser zusetzen, um den Rest des Glases zu füllen.

Wasser in unbeschichtetem Edelstahltopf erhitzen - niemals in Aluminiumtopf oder beschichteten Töpfen

Erhitzen Sie das destillierte Wasser immer in einem EDELSTAHLTOPF, der nicht beschichtet ist.
Verwenden Sie NIEMALS einen Aluminiumtopf oder einen Edelstahltopf, der kupferbeschichtet oder mit einer anderen Beschichtung versehen ist.

Erhitzen, bis es zum Kochen kommt. Dann gießen Sie das heiße Wasser in das Glas, in dem sich bereits das Wasser auf Raumtemperatur befindet. Dies ist einfach, wenn Sie den Weithalstrichter verwenden.

Anweisungen zum Herstellen der ersten Charge von kolloidalem Silber

Die Anweisungen zum Kochen Ihrer ersten Charge von kolloidalem Silber sind anders als zu anderen Zeiten. Dies liegt daran, dass Ihre erste Charge nicht den Luxus hat, zuvor mit kolloidalem Silber angereichert worden zu sein, um den elektrischen Strom zwischen den Stäben entsprechend geschmeidig fließen zu lassen.

Reines destilliertes Wasser, das einzige Wasser, das Sie für die erste Charge haben, leitet den Strom sehr, sehr schlecht. Die gute Nachricht ist, dass, wenn das kolloidale Silber hergestellt wird, der Strom besser und besser fließen kann. Trotzdem dauert die erste Charge etwa drei Stunden. Stecken Sie das Netzteil in eine Steckdosenleiste, die über einen Ein- / Ausschalter verfügt, sodass Sie die Stromversorgung mit einem Schalter ein- und ausschalten können. Schalten Sie das Gerät aus, damit Sie die Stromversorgung nicht beschädigen, während Sie sich einrichten. Legen Sie die Krokodilklemmen auf die Silberdrähte, eine Schwarze auf die Oberseite des einen Drahtes und eine rote Krokodilklemme auf den anderen Draht. Lassen Sie die silbernen Drähte sich nicht berühren, nur für den Fall, dass Sie vergessen haben auszuschalten und das Gerät eingeschaltet ist.

Stecken Sie die silbernen Drähte durch das Holz in das Wasser und stellen Sie sicher, dass die beiden Drähte sich nicht berühren beziehungsweise die Seite oder den Boden des Glases. Senken Sie die Silberdrähte bis auf etwa 3 cm vom Boden des Glasgefäßes.

Markieren Sie die Uhrzeit und schalten Sie das Gerät ein. Alle 4 oder 5 Minuten sollten Sie die Stromversorgung ausschalten. Entfernen Sie die Silberdrähte aus dem Glas, wischen Sie die beiden Silberdrähte mit einem Papierhandtuch UND einem nichtmetallischen Topfschwamm ab, setzen Sie die Silberdrähte zurück ins Wasser, und schalten Sie die Stromversorgung wieder an.

Schwarzen Schmutz vermeiden

All dies ist initial notwendig, um zu verhindern, dass schwarzer Schmutz, der sich auf den silbernen Drähten ansammelt, zum Boden des Glases schwebt.
Dieser Vorgang sollte ungefähr drei Stunden dauern (was die häufigen Stopps einschließt, um die Silberdrähte zu reinigen).

Das Wasser sollte NICHT milchig oder schwarz werden, aber es kann hellgelb werden, wenn man es von oben betrachtet. (Diese Zahlen basieren auf einem 400-mA-Netzteil.) Hellgelb ist gut, aber nicht erforderlich.

Der wahre Test ist das Laserlicht

Nach der ersten halben Stunde sollten Sie den Laser von Zeit zu Zeit durch das Wasser scheinen lassen und ihn mit einer Sichtlinie betrachten, die senkrecht zum Laserstrahl ist. Sie werden beginnen, den Strahl mit der Zeit heller und dicker zu sehen. Je dicker und heller der Strahl im Wasser erscheint, desto höher ist die ppm-Zahl des kolloidalen Silbers.

Wann ist das Silberwasser bereit

Mit der Zeit, wenn Sie fertig sind, sollte der Strahl rot aussehen (oder welcher Farblaser auch immer verwendet wird), mit scharfen Kanten oben und am Boden des Lichts.
Das ist das Zeichen, dass das kolloidale Silber bereit ist. Nach drei Stunden Produktion und Reinigung sollten Sie in der Lage sein zu sehen, wie diese Art von Laserlicht aussieht.

In Gläser umfüllen

Wenn Sie mit dem Produzieren des kolloidalen Silbers fertig sind, geben Sie das Wasser in separate Gläser.
Legen Sie eines der bernsteinfarbenen, kobaltblauen oder braunen Gläser beiseite, um die nächste Charge kolloidalen Silbers zu "säen". Sie werden die Hälfte dieses Glases verwenden, um die nächste Charge zu "säen". Jede nachfolgende Charge muss aus einer der vorherigen Chargen "ausgesät" werden. Die zweite, dritte Charge usw.

Unterschied zwischen unterschiedlichen Chargen

Es gibt nur zwei Unterschiede zwischen der zweiten Charge, der dritten Charge und der ersten Charge. Der erste Unterschied besteht darin, dass der halbe Liter von destilliertem Wasser, bei

Raumtemperatur, der in das Glas gegeben wurde, durch einen halben Liter kolloidales Silber ersetzt wird, das vorher hergestellt wurde. Dies ist wichtig, um den Stromfluss zu unterstützen und die Zeit zu verkürzen, die für eine Charge benötigt wird. Der zweite Unterschied besteht darin, dass die zweite, dritte usw. Charge nur etwa eineinhalb Stunden benötigt.

Weitere Kommentare

Es ist wichtig, die Silberdrähte zu rotieren

Mit anderen Worten legen Sie nicht immer den gleichen Silberdraht auf die positive Stromquelle, d. h. meistens die rote Krokodilklemme an und den Negativen auf die schwarze Krokodilklemme. Wie Sie sicherstellen, dass Sie sie drehen, liegt an Ihnen, aber die Silberdrähte werden viel länger halten, wenn sie mindestens einmal pro Vorgang gedreht werden, obwohl sie selbstverständlich sogar schon währende eines Vorgangs gedreht werden können (nachdem sie zum Beispiel gereinigt wurden).

Lagern Sie die Silberdrähte in einem dunklen Umschlag oder einem anderen dunklen Ort

Lagern Sie das kolloidale Silber an einem kühlen Ort, aber kühlen Sie das kolloidale Silber nicht im Kühlschrank oder der Gefrierkühltruhe. Lagern Sie die gefärbten Gläser an einem dunklen Ort. Wenn Sie beispielsweise ein Gurkenglas oder sonstige Einmachgläser kaufen, ist es unmöglich, den Essiggeruch von der Plastikfolie im Deckel zu entfernen.
Sie können den Deckel jedoch einfach entfernen und nicht wieder verwenden.
Außerdem könnten Sie Wachspapier zwischen dem Deckel und dem Glas platzieren.

Wie viel man trinkt, liegt an der individuellen Person und den Umständen, d. h. der generellen Konstitution und aktuellen Verfassung. Wenn das kolloidale Silber zur Prävention verwendet wird, sind 100 ml von 6 bis 8 ppm kolloidalem Silber pro Tag alles, was ein Erwachsener im Normalfall benötigt. Wenn es eine Erkältung, eine pandemische Grippe oder eine andere Art von Grippe gibt, ist es am besten, die Tagesdosis zur Vorbeugung zu verdoppeln.

Wenn das kolloidale Silber zu Behandlungszwecken verwendet wird, kann es sein, dass 200 bis 400 ml kolloidales Silber pro Tag, für bis zu 2 oder 3 Wochen notwendig sind.

Wenn Sie das kolloidale Silber für mehrere Wochen auf einmal nehmen müssen, stellen Sie sicher, dass es reines Silber ist, das verwendet wird, und nicht Silberchlorid oder eine andere Silberverbindung.

Freundliche Bakterien im Verdauungstrakt

Manch einer behauptet, kolloidales Silber kann freundliche Bakterien im Verdauungstrakt abtöten. Viele nehmen Probiotika, Lactobacillus acidophilus, Lactobacillus bulgaricus, Joghurt, etc., um somit eine freundliche Darmflora zu ersetzen.

Eine alternative Methode, wenn Sie kein Netzteil erhalten können

Wenn Sie nicht in der Lage sind, das Netzteil zu erhalten, können Sie es durch drei 9-Volt-Radiobatterien ersetzen. Schalten Sie sie in Reihe (d. h. verbinden Sie die drei Batteriekabel negativ auf positiv, lassen eine positive Leitung an einem Ende und eine negative Leitung am anderen Ende offen), sodass sie letztlich 27 Volt ausgeben.
Die drei 9-Volt-Batterien ersetzen das Netzteil, bis Sie ein Netzteil erhalten.
Wenn Sie die drei Batterien verwenden, ist es besser, ein Halbliterglas (d. h. 500 ml) zu verwenden. Wie oben sollte in der ersten Charge destilliertes Wasser verwendet werden, daher kann es eine beträchtliche Zeitspanne in Anspruch nehmen, um die erste Charge herzustellen. Verwenden Sie die obige Technik und legen mindestens 10 Prozent dieser ersten Charge in einen Glasaufbewahrungsbehälter. Dann fügen Sie diese 10 % in die zweite

Charge, sodass es nicht so lange dauert, die zweite Charge zu machen. Und so weiter.

9. Anwendung bei Tieren

1. Halten Sie Ihre Haustiere sauber und pilzfrei

Es gibt kein besseres Reinigungs- und Desinfektionsmittel als ionisches, kolloidales Silber.
Es ist ein natürliches Antibiotikum für Hunde und Katzen, kann aber im Gegensatz zu herkömmlichen Antibiotika zur Vorbeugung von Krankheiten eingesetzt werden. Wenn es also um Ihre tierischen Freunde geht, die an vielen nicht so sauberen Orten herumlaufen und toben, ist es wichtig sicherzustellen, dass sie und ihre Umgebungen die beste Reinigung / Desinfektion erhalten. Sie können Ihre Haustierkäfige und Schlafplätze mit Silber besprühen. Sie können dem Badewasser Ihres Haustiers auch etwas Silber hinzufügen - die Menge hängt von der Größe des Tieres ab. Für ein Vogelbad empfehlen wir 1/4 einer Tasse, für ein Hunde- oder Katzenbad empfehlen wir eine volle Tasse. Stellen Sie außerdem sicher, dass Sie jedes Mal, wenn Sie es auffüllen, einige Milliliter kolloidalen Silbers in die Wasserschale Ihres Haustiers geben. Diese einfachen Ergänzungen werden im Leben Ihres Haustieres einen großen Unterschied bewirken.

2. Vermeiden Sie Infektionen

Seien wir ehrlich. Wenn Sie ein Haustier im Freien haben, besonders einen verspielten Hund oder eine Katze, werden sie mit allerlei Kratzern, Schnitten und Verletzungen nach Hause kommen. Oft können diese Verletzungen zu schweren Infektionen führen. Sie können dies vermeiden, indem Sie alle Verletzungen Ihres Haustieres mit Silber besprühen. Silber wirkt als natürliches Antimykotikum und liefert natürliches Antibiotikum für Hunde, Katzen und viele andere Haustiere. Außerdem hilft es dabei, den Heilungsprozess zu beschleunigen - so sehr, dass sogar Ärzte, Verbände mit Silbertropfen verwenden - zu lächerlich hohen Preisen.

3. Behandeln Sie Infektionen

Wenn Ihr Haustier eine Infektion hat oder unter dem Wetter leidet, ist das Beste, was Sie tun können, ihm eine gute Dosis von kolloidalem Silber zu geben. So wie kolloidales Silber gegen Bakterien und Infektionen im menschlichen Körper wirkt, tut es das Gleiche für Haustiere.

Geben Sie Ihrem Haustier mehrmals täglich bis zu einer Woche eine orale Behandlung mit Silber. Sie müssen beurteilen, wie viel Silber Ihr Haustier je nach Gewicht und Größe erhält. Große Hunde können zwei- bis dreimal täglich bis zu 10 ml kolloidales Silber verarbeiten. Kleine Hunde sollten zwei- oder dreimal täglich etwa 5 ml Silber erhalten. Sie können die Behandlung entweder oral über eine Spritze (mit entfernter Nadel) oder in das Trinkwasser beziehungsweise in den Futternapf geben.

Ralph Walters, ein Landwirt in North Carolina, der seit über 20 Jahren sein eigenes ionisches kolloidales Silber herstellt und verwendet, erklärt: "Meine Hunde haben ein Gefühl dafür, wie heilend Silber ist - und genau, wie viel davon sie brauchen. Manchmal, wenn ich eine Schale mit Silber herausstelle, nehmen sie, je nachdem, wie krank sie sind, entweder ein paar Schlucke oder trinken die ganze Schüssel."

4. Befreien Sie sich von schlechten Haustiergerüchen

Soviel Sie Ihre Haustiere auch lieben, müssen Sie zugeben, dass sie manchmal übel riechend sein können. Vor allem, wenn Sie Katzen oder Hunde haben, die gerne ihr Territorium mit Urin markieren. Nun, Sie werden froh sein zu wissen, dass kolloidales Silber nicht nur natürliches Antibiotikum für Hunde und Katzen ist, sondern auch den Urin von Haustieren (und anderen Tieren) neutralisieren kann. Reinigen Sie einfach den Bereich / Teppich wie gewohnt und sprühen Sie dann kolloidales Silber darüber.

5. Die Hautprobleme Ihres Haustieres heilen

Vom Hautausschlag bis zur Ringelflechte kann praktisch jedes Hautproblem, das Ihr Haustier hat, gelindert werden, indem kolloidales Silber mehrmals am Tag für einige Tage direkt auf den infizierten Bereich gesprüht wird. Es lindert Juckreiz und Hautausschläge, heilt ekzemähnliche trockene, raue Haut in wenigen Tagen und lässt pickelartige Unebenheiten verblassen. Wenn das Problem hartnäckig ist, ist es eine gute Idee, topische kolloidale Silbergel- oder Cremeprodukte auszuprobieren. Diese natürlichen Antibiotika für Hunde und Katzen können Ihre Anzahl an teuren Tierarztbesuchen und anderen Medikamenten deutlich reduzieren. Silbersalbe sollte also ein integraler Teil Ihres Medizinkabinetts sein. Schützen Sie Ihre Haustiere, Kinder und sich selbst.

6. Magenschmerzen

Ein Tier versucht oft dies oder jenes, unabhängig davon, wie zuträglich etwas für es ist, zu essen, was nicht immer gut endet. Und oft kann dies zu einem schweren Bauchschmerz führen. Eine der besten Behandlungen für Bauchschmerzen Ihres Haustieres ist Silber, das oral mehrmals täglich, bis zu einer Woche gegeben wird. Wieder ist es an Ihnen, zu beurteilen, wie viel Silber Ihr Haustier aufgrund seines Gewichts und seiner Größe erhalten soll. Große Hunde können zwei- bis dreimal täglich bis zu 10 ml kolloidales Silber verdauen. Kleine Hunde sollten zwei- oder dreimal täglich etwa 5 ml Silber erhalten. Sie können die Behandlung entweder oral über eine Spritze (mit entfernter Nadel) oder in das Trinkwasser beziehungsweise den Futternapf geben.

Infektion

Da kolloidales Silber ein Allround-Antipathogen ist, ist es ein großartiger Schutz für alle möglichen Arten von Krankheiten – seien diese bakteriell, pilzartig (Hefe!) oder viral. Außerdem kann es als vorbeugende Maßnahme verwendet werden, wenn die Exposition gegenüber kranken Menschen oder Tieren unvermeidlich ist, und als normaler Haushaltsreiniger zur Desinfektion von Oberflächen und Bereichen die regelmäßig mit Tieren in Kontakt sind.

Haut

Kolloidales Silber kann auch topisch für Hautinfektionen wie Ringelflechte, Wunden und Verbrennungen verwendet werden. Es wirkt beruhigend und repariert Gewebeschäden.

Ohren

Für jene Hunde, die an Ohrinfektionen leiden, kann kolloidales Silber eine gewisse Erleichterung bringen. Die Flüssigkeit kann direkt in die Ohren getropft werden, um Bakterien und Pilze zu bekämpfen.

Augen

Kolloidales Silber kann auch helfen, Augenprobleme wie Infektionen, Allergien, Entzündungen und Risse zu behandeln. Da es nicht reizend wirkt, kann es direkt in die Augen eingetropft, beziehungsweise gesprüht werden.

Lunge

Kolloidales Silber ist einer der vielseitigsten natürlichen Immunsystembooster - es kann also nicht nur in einem unglaublich sensiblen Bereich wie den Augen eingesetzt werden, sondern es kann mit einem Zerstäuber in Nebel verwandelt und zur Behandlung von Atemwegsproblemen wie Asthma, Bronchitis und Lungenentzündung eingesetzt werden.

Bedingungen zur Einnahme von kolloidalem Silber

Oral

Eine allgemeine Richtlinie für die orale Dosierung ist fünf bis zehn Tropfen, zwei bis drei Mal pro Tag. Viele Erkrankungen werden sowohl durch orale als auch durch direkte Anwendung unterstützt (zum Beispiel als Ohrentropfen, sowie oral). Da es im Grunde wie Wasser schmeckt, sollte die orale Dosierung meist keinerlei Probleme darstellen.

Oberflächlich

Als Wundreiniger verwenden Sie es, um die betroffenen Bereiche mit einem Wattestäbchen zu reinigen. Bei Hautproblemen mehrmals täglich aufsprühen oder als Kompresse verwenden.

Ohren

Tragen Sie ein paar Tropfen täglich bis zu 10 Tage lang in das betroffene Ohr oder die betroffenen Ohren auf.

Augen

Dreimal täglich einen Tropfen auf das betroffene Auge oder die betroffenen Augen auftragen.

Inhalativ

Vernebler mit kolloidalem Silber mindestens dreimal täglich mindestens 15 Minuten lang verwenden.

Je kleiner die Partikelgröße des kolloidalen Silbers ist, desto größer ist seine Oberfläche und desto höher ist seine Effizienz. Deswegen ist selbst eine Konzentration in entsprechender Partikelgröße, selbst bei

20 ppm noch viel effektiver als andere Marken, die bis zu 500 ppm enthalten.

DOSIERUNG

Zur Erhaltung: einmal täglich

Immunaufbau: 2 - 3 Mal täglich

Behandlung eines bestimmten akuten Gesundheitszustandes: bis zu 5 Mal täglich

Kurzfristiger akuter Support: bis zu 7 Mal täglich

Im Folgenden sind einige Richtlinien für die Dosierungen je Behandlung von unterschiedlichen Krankheiten gegeben. Jedoch ist kolloidales Silber nicht dosisabhängig. Wenn Ihr Haustier mit einem akuten Zustand zu tun hat, können Sie viel höhere Dosen des Silbers für kurzfristige Hilfe bei der Heilung verabreichen, ohne schädliche Auswirkungen zu bewirken.

Kleine Hunde beziehungsweise Katzen:

o 0,5 kg bis 5 kg - 1 Teelöffel - oder die Hälfte von 10 ml Spritze zwei bis drei Mal pro Tag für 2 Wochen oder mehr

o 5 kg bis 12,5 kg - 1 1/3 Teelöffel

Mittelgroße Hunde:

o 13 kg bis 20 kg - 2 Teelöffel oder 10 ml (eine Spritze) zwei bis drei Mal pro Tag für 2 Wochen oder mehr

o 20 kg bis 22,5 kg - 2 1/2 Teelöffel

Große Hunde:

o 28 kg bis 40 kg - 3 Teelöffel, zwei bis drei Mal am Tag für 2 Wochen oder mehr

o 40 kg bis 50 kg - 3 1/2 Teelöffel, zwei bis drei Mal pro Tag für 2 Wochen oder mehr

o 50 kg bis 75 kg - 4 Teelöffel, zwei bis drei Mal am Tag für 2 Wochen oder mehr

o 75 kg bis 100+ kg - 4 Teelöffel, (2 Spritzen voll) zwei bis drei Mal am Tag für 2 Wochen oder mehr

Kolloidales Silber ist bekannt dafür, das Leben vieler Haustiere und Menschen, die anfällig für Viren sind, zu retten. Sogar diejenigen, die so gefährlich sind wie Parvoviren und alle chronischen Flexionen, können durch diese wirkungsvoll vorbeugende und preiswerte Gesundheitsergänzung stark in Schach gehalten werden.

Es ist für einzellige Organismen unmöglich, in Silber resistente Formen zu mutieren, wie es bei allopathischen Antibiotika und antiviralen Mitteln der Fall ist. Das sind großartige Neuigkeiten, denn es bedeutet, dass sich keine Toleranz gegenüber kolloidalem Silber entwickelt.

Ein weiterer wichtiger Punkt bei kolloidalem Silber ist, dass es nicht mit anderen eingenommenen Arzneimitteln interagieren oder interferieren kann, und es entsprechend keine Nebenwirkungen besitzt.

Im Inneren des Körpers erzeugt Silber keine toxischen Ablagerungen und reagiert auch nicht mit der Sauerstoffverstoffwechselung eines Krankheitserregers.

Kolloidales Silber ist ein absolut sicheres, natürliches Heilmittel für viele Gesundheitsprobleme Ihres Haustieres.

10. Schlusswort

Fans von kolloidalem Silber sagen seit Langem, dass es ein echter Powerplayer ist, wenn es um die "Antis" geht: Es ist ein natürliches Antibiotikum, antientzündlich, antiviral und gegen Pilzbefall (antimykotisch). Man kann es extrem günstig herstellen und es besitzt bei richtiger Anwendung keinerlei Nebenwirkungen. Der Anwendungsbereich ist sehr breit gefächert und kann in der Tat helfen, ein sauberes und gesundes Leben mit mehr Eigenverantwortlichkeit für die Gesundheit des eigenen Körpers, jedoch auch für Kinder, Schwangere und Tiere, zu führen. Gwyneth Paltrow sprüht es zur Desinfektion auf Flugzeugsitze. Familien auf Reisen nutzen es als Rundumwaffe zur Desinfektion, und um gesund zu bleiben. Schwerkranke schwören auf die Erfolge, die sie mit Silber erzielt haben.

Wie bei allen nicht patentierbaren Medikamenten ist auch bei Silber ein Anrennen gegen die gewinnfokussierte Elite unausweichlich. Aber Bücher, wie das hier Vorliegende, dass dieses altehrwürdige Wissen wieder verbreitet und allgemein verfügbar macht, stellen die Waffe der Wahl, im Kampf um ein lebenswerteres Leben mit festem Blick in Richtung echter Selbstverwirklichung dar. In diesem Sinne: Lesen ist Silber, heilen ist Gold.

11. Glossar

AgNPs:

Silbernanopartikel (AgNPs) sind eine der vitalsten und faszinierendsten Nanomaterialien unter den metallischen Nanopartikeln, die in biomedizinischen Anwendungen eingesetzt werden. AgNPs spielen eine wichtige Rolle in der Nanowissenschaft und Nanotechnologie, insbesondere in der Nanomedizin.

Apoptose:

Apoptose (von altgriechisch ἀπόπτωσις "fallend") ist ein Prozess des programmierten Zelltods, der in mehrzelligen Organismen auftritt. Biochemische Ereignisse führen zu charakteristischen Zellveränderungen (Morphologie) und zum Zelltod. Diese Veränderungen umfassen Bläschenbildung, Zellschrumpfung, Kernfragmentierung, Chromatinkondensation, chromosomale DNA-Fragmentierung und globalen mRNA-Zerfall. Zwischen 50 und 70 Milliarden Zellen sterben täglich aufgrund von Apoptose bei einem durchschnittlichen menschlichen Erwachsenen. Bei einem durchschnittlichen Kind im Alter zwischen 8 und 14 Jahren sterben ungefähr 20 bis 30 Milliarden Zellen pro Tag.

Im Gegensatz zu Nekrose, die eine Form von traumatischem Zelltod ist, der aus akuter zellulärer Verletzung resultiert, ist Apoptose ein stark regulierter und kontrollierter Prozess, der Vorteile während des Lebenszyklus eines Organismus verleiht. Zum Beispiel tritt die Trennung von Fingern und Zehen in einem sich entwickelnden menschlichen Embryo auf, weil Zellen zwischen den Gliedern Apoptose durchlaufen. Im Gegensatz zu Nekrose produziert Apoptose Zellfragmente, die apoptotische Körper genannt werden, und welche phagozytische Zellen verschlingen und schnell entfernen, bevor der Inhalt der Zelle auf umgebende Zellen übergreift und die benachbarten Zellen schädigen kann.

Da die Apoptose nicht stoppen kann, sobald sie begonnen hat, ist sie ein stark regulierter Prozess. Apoptose kann durch einen von zwei

Pfaden initiiert werden. In dem intrinsischen Weg tötet sich die Zelle selbst, weil sie Zellstress wahrnimmt, während sich die Zelle auf dem extrinsischen Weg aufgrund von Signalen von anderen Zellen selbst tötet. Beide Wege induzieren den Zelltod durch Aktivierung von Caspasen, die Proteasen sind oder von Enzymen, die Proteine abbauen. Die beiden Wege aktivieren beide Initiatorcaspasen, die dann Henkercaspasen aktivieren, die dann die Zelle töten, indem sie Proteine wahllos abbauen.

Argyria:

Argyria oder Argyrose ist eine Bedingung, die durch übermäßige Exposition gegenüber chemischen Verbindungen des Elements Silber oder Silberstaub verursacht wird. Das dramatischste Symptom von Argyria ist, dass die Haut lila oder lilagrau wird. Es kann die Form einer generalisierten Argyria oder einer lokalen Argyria annehmen. Generalisierte Argyria betrifft große Bereiche über einen Großteil der sichtbaren Oberfläche des Körpers. Die lokale Argyria zeigt sich in begrenzten Regionen des Körpers, wie Hautflecken, Teilen der Schleimhaut oder der Bindehaut.

Die Begriffe Argyria und Argyrosis werden seit Langem synonym verwendet, wobei Argyria häufiger verwendet wird. Argyrosis wurde besonders in Bezug auf die Argyria der Bindehaut verwendet, aber die Verwendung war niemals konsistent und kann man sich nicht darauf verlassen, außer wenn es explizit angegeben wurde. Der Begriff stammt aus dem Altgriechischen: Argyros - Silber

Blut-Hirn-Schranke:

Die Blut-Hirn-Schranke ist eine hochselektive semipermeable Membranbarriere, die das zirkulierende Blut vom Gehirn und der extrazellulären Flüssigkeit im Zentralnervensystem (ZNS) trennt. Die Blut-Hirn-Schranke wird durch Endothelzellen des Gehirns gebildet und ermöglicht den Durchtritt von Wasser, einigen Gasen und lipidlöslichen Molekülen durch passive Diffusion sowie den selektiven Transport von Molekülen wie Glukose und Aminosäuren, die für neuronale Prozesse entscheidend sind. Darüber hinaus verhindert es den Eintritt von lipophilen potenziellen Neurotoxinen über einen aktiven Transportmechanismus, der durch P-Glycoprotein vermittelt wird. Es wird behauptet, dass Astrozyten notwendig sind, um die Blut-Hirn-Schranke zu schaffen. Einige Regionen im Gehirn, einschließlich der zirkumventrikulären Organe, haben keine Blut-Hirn-Schranke.

Die Blut-Hirn-Schranke tritt entlang aller Kapillaren auf und besteht aus engen Verbindungen um die Kapillaren herum, die im normalen Blutkreislauf nicht vorhanden sind. Endothelzellen beschränken die Diffusion von mikroskopischen Objekten (zum Beispiel Bakterien) und großen oder hydrophilen Molekülen in die Zerebrospinalflüssigkeit während sie die Diffusion von hydrophoben Molekülen (O_2, CO_2, Hormone) erlauben. Zellen der Barriere transportieren aktiv Stoffwechselprodukte wie Glukose über die Barriere mit bestimmten Proteinen.
Diese Barriere schließt auch eine dicke Basalmembran ein.

Chloridionen:

Chloride sind Verbindungen des chemischen Elementes Chlor. Dieses kann mit Metallen, Halb- oder Nichtmetallen verbunden vorliegen. Metallchloride wie zum Beispiel Natrium- und Kobaltchlorid sind Salze der Chlorwasserstoffsäure, besser bekannt als Salzsäure (chemische Formel: HCl). Ein solches Chlorid enthält in seinem Ionengitter einfach negativ geladene Chlor($-$I)-Ionen Cl^- (meist Chloridionen genannt). Nichtmetallchloride wie Chlorwasserstoff, Schwefelchloride, Kohlenstofftetrachlorid (Tetrachlormethan) und Chlordioxid sind als molekulare Verbindungen wesentlich flüchtiger als salzartige Chloride. Chlorhaltige Kohlenwasserstoffe werden in der Organik als Derivate der verschiedensten Verbindungen der Kohlenwasserstoffe betrachtet und benannt. So wird Methan, bei dem ein Wasserstoffatom gegen ein Chloratom ausgetauscht (substituiert) wurde, Chlormethan beziehungsweise Methylchlorid genannt. Hier liegt jedoch nicht wie bei den oben angesprochenen ionischen Verbindungen Chlor als Chloridion vor, sondern ist kovalent mit dem Kohlenstoffatom verbunden. Chlorid ist im eigentlichen Sinne jedoch nur die Kurzbezeichnung für das einfach negativ geladene Chloridion. Organische Amine bilden mit Chlorwasserstoff organische Hydrochloride, die Chloridionen enthalten.

DMSO:

Dimethylsulfoxid (DMSO), ein Nebenprodukt der Holzindustrie und wird seit 1953 als kommerzielles Lösungsmittel verwendet. Es ist auch eines der am besten erforschten, aber am wenigsten verstandenen pharmazeutischen Mittel unserer Zeit. Laut Stanley Jacob, MD, ehemaliger Leiter des Organtransplantationsprogramms an der Oregon Health Sciences University in Portland, erschienen mehr als 40.000 Artikel über diese natürliche Substanz in wissenschaftlichen Zeitschriften, die in Verbindung mit Tausenden von Laborstudien starke Beweise für eine Vielzahl von Eigenschaften liefern. Weltweit wurden etwa 11.000 Artikel über seine medizinischen und klinischen Auswirkungen geschrieben, und in 125 Ländern auf der ganzen Welt, einschließlich Kanada, Großbritannien, Deutschland und Japan verschreiben Ärzte es für eine Vielzahl von Beschwerden einschließlich Schmerz, Entzündung, Sklerodermie, interstitielle Zystitis und Arthritis.

In den Vereinigten Staaten hat DMSO jedoch lediglich die Zulassung der Food and Drug Administration (FDA) zur Verwendung als Konservierungsmittel für Transplantationsorgane und für interstitielle Zystitis, eine Blasenerkrankung. Es ist aus dem Rampenlicht und aus dem Mainstream des medizinischen Diskurses herausgefallen und hat bei einigen dazu geführt, der Propaganda Glauben zu schenken, dass es diskreditiert ist. Die Wahrheit ist komplizierter und doch recht einfach. DMSO löst verschiedenste wasser- und fettlösliche Stoffe und schleust sie, per erhöhter Permeabilität in Zellen ein und erhöht so den Wirkungsgrad von bestimmten Wirkstoffen um ein Vielfaches. Es ist also durchaus als ganzheitliches Konzept zu betrachten und nicht nur als ein exzellentes Schmerzmittel, was außerdem in der Tat bei der Heilung von Knochen, Muskeln und Sehnen hilft.

Einschleichen:

Unter dem Begriff Einschleichung oder auch Eindosierung wird in der Medizin der Prozess verstanden, in dem am Beginn einer Therapiephase die Dosis eines Medikaments oder die Anzahl therapeutischer Maßnahmen geplant schrittweise und über einen längeren Zeitraum angehoben wird, bis schließlich eine therapeutisch optimale Dosierung erreicht ist.

Durch die allmähliche Steigerung soll sich der Körper langsam an die neuen Gegebenheiten gewöhnen. Durch die langsame Gewöhnung an höhere Dosierungen beziehungsweise häufigere Anwendungen kann beobachtet werden, wie der Patient auf diese Umstellung reagiert und ob beziehungsweise wie sich der Gesundheitszustand verändert.

Entgiftung:
Entgiftung ist die physiologische oder medizinische Entfernung von toxischen Substanzen aus einem lebenden Organismus, einschließlich des menschlichen Körpers, die hauptsächlich von der Leber ausgeführt wird.
Außerdem kann es sich auf die Zeitspanne beziehen, in der ein Organismus nach längerem Gebrauch einer Suchtmittelsubstanz in die Homöostase zurückkehrt.
In der Medizin kann die Entgiftung durch Entgiftung der Giftaufnahme und die Verwendung von Gegenmitteln sowie Techniken wie Dialyse und (in einer begrenzten Anzahl von Fällen) Chelattherapie erreicht werden.

FDA (Food and Drug Administration):
Die Food and Drug Administration (FDA oder USFDA) ist eine Bundesbehörde des Departments of Health and Human Services der US-Bundesbehörde. Die FDA ist für den Schutz und die Förderung der öffentlichen Gesundheit durch Kontrolle und Überwachung von Lebensmittelsicherheit, Tabakprodukten, Nahrungsergänzungsmitteln, verschreibungspflichtigen und rezeptfreien Arzneimitteln (Medikamenten), Impfstoffen, Biopharmazeutika, Bluttransfusionen, medizinischen Geräten, elektromagnetischer Strahlung, Kosmetika, Tierfutter und Futtermittel und Tierarzneimittel verantwortlich.

HDPE:
Hartplastikflaschen und andere Behälter zur Aufbewahrung von kolloidalem Silber und entsprechenden Derivaten. High-Density-Polyethylen (HDPE) oder Polyethylen High-Density (PEHD) ist ein Polyethylenthermoplast aus Erdöl. Es wird manchmal als "Alkathen" oder "Polyethylen" bezeichnet, wenn es für Rohre verwendet wird. Mit

einem hohen Verhältnis von Festigkeit zu Dichte wird HDPE bei der Herstellung von Kunststoffflaschen, korrosionsbeständigen Rohrleitungen, Dichtungsbahnen und Kunststoffhölzern verwendet. HDPE wird üblicherweise recycelt und hat die Nummer "2" als seinen Identifikationscode.

Im Jahr 2007 erreichte der weltweite HDPE-Markt ein Volumen von mehr als 30 Millionen Tonnen. HDPE ist bekannt für sein großes Verhältnis von Festigkeit zu Dichte. Die Dichte von HDPE kann zwischen 0,93 und 0,97 g / cm³ oder 970 kg / m³ liegen. Obwohl die Dichte von HDPE nur geringfügig höher ist als die von Polyethylen, hat HDPE wenig Verzweigung, was zu stärkeren intermolekularen Kräften und Zugfestigkeit führt, gegenüber LDPE.

Der Unterschied in der Festigkeit übersteigt den Unterschied in der Dichte, was HDPE eine höhere spezifische Festigkeit verleiht. Es ist auch härter und undurchsichtiger und kann etwas höheren Temperaturen widerstehen (120 ° C / 248 ° F für kurze Zeiträume). Im Gegensatz zu Polypropylen kann hochdichtes Polyethylen den normalerweise erforderlichen Autoklaven Bedingungen nicht standhalten. Das Fehlen der Verzweigung wird durch eine geeignete Wahl des Katalysators (zum Beispiel Ziegler-Natta-Katalysatoren) und der Reaktionsbedingungen sichergestellt.

Heilverschlimmerung:

Heilverschlimmerung / Herxheimer Reaktion ist eine kurzfristige (von Tagen bis zu einigen Wochen) Entgiftungsreaktion im Körper. Da der Körper entgiftet, ist es nicht ungewöhnlich, grippeähnliche Symptome wie Kopfschmerzen, Gelenk- und Muskelschmerzen, Gliederschmerzen, Halsschmerzen, allgemeines Unwohlsein, Schwitzen, Schüttelfrost, Übelkeit oder andere Symptome zu erfahren.

Dies ist eine normale und sogar gesunde Reaktion, die darauf hindeutet, dass Parasiten, Pilze, Viren, Bakterien oder andere Krankheitserreger effektiv abgetötet werden. Das größte Problem bei der Herxheimer Reaktion besteht darin, dass die Leute aufhören, das Medikament oder die Medikamente einzunehmen, die die Reaktion auslösen, und damit die Behandlung abbrechen, die dazu beiträgt, die Krankheit zu verbessern. Obwohl die Erfahrung Sie nicht besonders gut fühlen lässt, ist die Herxheimer Reaktion tatsächlich ein Zeichen dafür, dass Heilung stattfindet. Die Herxheimer Reaktion ist eine Reaktion des Immunsystems auf die Toxine (Endotoxine), die freigesetzt werden, wenn große Mengen an Krankheitserregern abgetötet werden und der Körper die Toxine nicht schnell genug beseitigt.

Einfach ausgedrückt ist es eine Reaktion, die auftritt, wenn der Körper entgiftet und die freigesetzten Toxine entweder die Symptome, die behandelt werden verschärfen oder ihre eigenen Symptome erzeugen. Wichtig ist, dass die Verschlechterung der Symptome nicht auf ein Versagen der Behandlung hindeutet. In der Regel bedeutet es nur das Gegenteil.

Kolloidales Gold:

Kolloidales Gold ist eine Sole oder eine kolloidale Suspension von Nanopartikeln aus Gold in einer Flüssigkeit, gewöhnlich Wasser. Die Flüssigkeit hat normalerweise entweder eine intensive rote Farbe (für Partikel unter 100 nm) oder
blauviolett (für größere Partikel). Aufgrund ihrer optischen, elektronischen und molekularen Erkennungseigenschaften sind Goldnanopartikel Gegenstand umfangreicher Forschung mit vielen potenziellen oder versprochenen Anwendungen und Materialwissenschaften.

Die Eigenschaften von kolloidalen Goldnanopartikeln und somit ihre Anwendungen hängen stark von ihrer Größe und Form ab. Beispielsweise weisen stäbchenförmige Partikel sowohl einen transversalen als auch einen longitudinalen Absorptionspeak auf, und eine Anisotropie der Form beeinflusst ihre Selbstorganisation.

Die Synthese von kolloidalem Gold, die seit der Antike verwendet wurde, war entscheidend für den Lykurgus-Cup aus dem 4. Jahrhundert, der je nach Standort der Lichtquelle seine Farbe ändert. Später wurde er als Methode zur Färbung von Glas verwendet.

Während des Mittelalters war lösliches Gold, eine Lösung mit Goldsalz, für seine heilende Wirkung bei verschiedenen Krankheiten bekannt. Im Jahr 1618 veröffentlichte Francis Anthony, ein Philosoph und Mitglied der Ärzteschaft, ein Buch namens Panacea aurea, sive

Tractatus duo de ipsius auro potabili [8] (Latein: Goldtränke oder zwei Behandlungen von trinkbarem Gold). Das Buch stellt Informationen über die Bildung von kolloidalem Gold und seine medizinische Verwendung vor. Etwa ein halbes Jahrhundert später veröffentlichte der englische Botaniker Nicholas Culpepper 1656 das Buch Treatise of aurum potabile, das ausschließlich die medizinische Verwendung von kolloidalem Gold behandelte.

Kolloide:

In der Chemie ist ein Kolloid ein Gemisch, in dem eine Substanz mikroskopisch dispergierter unlöslicher Teilchen in einer anderen Substanz suspendiert ist. Manchmal wird die dispergierte Substanz allein als das Kolloid bezeichnet. Der Begriff kolloidale Suspension bezieht sich eindeutig auf die Gesamtmischung (obwohl ein engerer Sinn des Wortes Suspension von Kolloiden durch größere Partikelgröße unterschieden wird). Im Gegensatz zu einer Lösung, deren gelöster Stoff und Lösungsmittel nur eine Phase bilden, hat ein Kolloid eine dispergierte Phase (die suspendierten Teilchen) und eine kontinuierliche Phase (das Medium der Suspension). Um sich als Kolloid zu qualifizieren, muss es sich um eine Mischung handeln, die sich nicht absetzt oder sehr lange dauern würde, um sich merklich abzusetzen.

Nitrat:

Nitrate sind die Salze und Ester der Salpetersäure (HNO_3). Die Salze haben die allgemeine Zusammensetzung M^INO_3 (M^I: einwertiges Kation). Einige der Salze werden mit dem historischen Trivialnamen Salpeter bezeichnet.

Polymorph:

Auch pleomorph/polymorph, vielgestaltig. Im Gegensatz zu monomorph, eingestaltig. Bei Neoplasien wird die Gestalt der Tumorzellen bewertet. Je unterschiedlicher (pleomorpher) die Tumorzellen untereinander sind, desto geringer ist der Tumor meist differenziert. Dies gilt allerdings nicht für alle Tumoren.

Toxine:

Ein Toxin (aus dem Altgriechischen: τοξικόν, translit, Toxikon) ist eine giftige Substanz, die in lebenden Zellen oder Organismen produziert wird. Synthetische Giftstoffe, die durch künstliche Prozesse entstehen, sind somit ausgeschlossen. Der Begriff wurde erstmals von dem organischen Chemiker Ludwig Brieger (1849 - 1919) verwendet.

Toxine können kleine Moleküle, Peptide oder Proteine sein, die bei Kontakt mit oder Absorption durch Körpergewebe, die mit biologischen Makromolekülen wie Enzymen oder zellulären Rezeptoren interagieren, eine Krankheit verursachen können. Toxine variieren stark in ihrer Toxizität und reichen von gewöhnlich geringfügig (wie ein Bienenstich) bis fast sofort tödlich (wie Botulinumtoxin).
Giftstoffe werden oft von anderen chemischen Mitteln durch ihre Produktionsmethode unterschieden - das Wort Toxin gibt keine Methode der Lieferung an.

Zytotoxizität:

Zytotoxizität ist die Eigenschaft, toxisch für Zellen zu wirken. Beispiele von toxischen Arten von Gift, zum Beispiel von der Puffotter (Bitis arietans) oder der braunen Einsiedlerspinne (Loxosceles reclusa). Das Behandeln von Zellen mit der zytotoxischen Verbindung kann zu einer Vielzahl von Zellschicksalen führen. Die Zellen können eine Nekrose erleiden, bei der sie die Membranintegrität verlieren und als Ergebnis der Zelllyse rasch absterben. Die Zellen können aktiv aufwachsen und sich teilen (eine Abnahme der Zelllebensfähigkeit), oder die Zellen können ein genetisches Programm des kontrollierten Zelltods (Apoptose) aktivieren.

Zellen, die einer Nekrose unterliegen, zeigen typischerweise eine rasche Schwellung, verlieren die Membranintegrität, schalten den Metabolismus aus und geben ihren Inhalt an die Umgebung ab. Zellen, die in vitro eine schnelle Nekrose durchlaufen, haben keine ausreichende Zeit oder Energie, um eine apoptotische Maschinerie zu aktivieren und werden keine apoptotischen Marker exprimieren. Die Apoptose ist durch gut definierte zytologische und molekulare

Ereignisse gekennzeichnet, einschließlich einer Änderung des Brechungsindex der Zelle, zytoplasmatischer Schrumpfung, Kernkondensation und Spaltung von DNA in regelmäßig große Fragmente. Zellen in Kultur, die Apoptose durchlaufen, erfahren schließlich eine sekundäre Nekrose. Sie werden den Stoffwechsel ausschalten, die Integrität der Membran verlieren und lysieren.